CALM YOUR MIND

心を平穏にして生産性を高める方法

クリス・ベイリー◎著
児島修◎訳

朝日新聞出版

あなたは空《そら》である。他のすべては天気にすぎない。

——ペマ・チョドロン（チベット仏教の尼僧）

序文

Why We Need Calm
なぜ現代人には心の平穏《カーム》が必要なのか

僕にはもともと、このテーマで本を書く計画はなかった。

ところが数年前に燃え尽き症候群に陥り、その直後に約100人の聴衆を前にした講演の最中に不安からくるパニック発作に襲われるという出来事が起きた(この件は第1章で詳述する)。そして、自分自身の精神的な健康を保つ必要に駆られて、「心の平穏《カーム》」というテーマを科学的見地から探究する作業に没頭するようになった。学術誌の論文を読み漁り、研究者に話を聞き、その過程で発見した心を静めるための様々なアイデアを、自分を実験台にして試した。

僕は「生産性」をテーマにした文章を書くことを職業にしていて、それを心から楽しんでいる。

けれどもそのときは、燃え尽き症候群と強い不安の中で冷静な思考ができず、疑心暗鬼になっていた。自分が提案する生産性向上のテクニックを実践することで疲れ果て、不安になっているのだとしたら、それを読者に勧めることなどできるだろうか？　何か重要なものが欠けているのは明らかだった。

幸い、このテーマを深く掘り下げていくうちに、それまで自分に言い聞かせていたものとはまったく違う考えが浮かんでくるようになった。自分の身を守るために始めた探求は、飽くことのない好奇心に変わった。僕は「カーム《calm》」、すなわち、心の平穏や落ち着き、冷静さといった言葉で呼ばれる心の状態が、いかに世間から誤解されているかに気づいた。

そして、これらとは反対の概念である不安は、対処すべき問題であるにもかかわらず、原因が見えにくいため、手なずけるのはもちろん、特定すら難しいこともあらためて理解した。

現在、日々の生活を通してかつてないほどの不安を覚えているのは僕だけではない。この文章を書いているのは2022年。新型コロナウイルスのせいで、世界中の人々が強いストレスにさらされる生活を余儀なくされてから、もう2年が経過している。誰もが、毎日の暮らしの中で、忍び寄る不安を感じている。世界的なパンデミックや、戦争関連のニュース、要求の厳しい仕事など、不安（やストレス）の原因には容易に突き止められるものもある。

しかし、これから本書で細かく取り上げていくものを含め、原因がはっきりとはわからず、見えにくいものも多い。

たとえば、現代人が「もっと多く成し遂げなければならない（本書ではこれを「モア・マインドセット」と呼ぶ）という考えに追い立てられていることもそうだし、日々の生活に埋め込まれた見えないストレス源もある。人々が日常的に、極めて刺激の強い「超刺激」を求めがちであることや、燃え尽き症候群の6つの要因（後述）に駆り立てられていることもそうだ。

個人的な刺激の基準である「刺激高度」や、アナログではないデジタルな世界で過ごす時間の長さ、さらには食べたり飲んだりするものさえも影響している。これらの様々な不安の源は、心の平穏を取り戻すための冒険の道のりで僕たちの目の前に現れる、恐ろしいドラゴンのようなものだ。

本書では、これらの問題に正面から取り組んでいく。幸運にも、不安や燃え尽き症候群を克服し、かつ落ち着きを取り戻すための、実践的で戦略的な方法はいくつもある。しかも、そのほとんどは誰でも今すぐに始められるものだ。

僕は、ストレスや燃え尽き症候群を和らげながら心の平穏を得ようとする実験を進めるにつれて、自分がこれまでにしてきた生産性に関するアドバイスが間違っていなかったことを実感できるようになった。問題は、それを完成させるための重要なパズルのピースが欠けていたことだったのだ。

生産性を高めることには価値がある。生産性向上のための優れたアドバイス（なかにはそうではないものもある）に従えば、時間や注意力、活力を管理するのに役立つし、その結果として有意義なことに使える精神的、時間的な余裕をつくり出せる。それは人生を豊かにする。また、生産性が向上すれば、ストレスを軽減できるし、公私共に物事全般を自分の意図通りに進めやすくなる。

現代人が抱えている「すべきこと」の凄まじいほどの多さを考えると、健全な生産性を公私共に保つ能力を養うことは、かつてないほど欠かせないものになっていると言えるだろう。だが不安や燃え尽き症候群に陥ると、いつのまにか生産性は低下していく。

つまり、心の平穏を得るために努力することは、生産性を保ち、それをさらに高めていくための重要な手段でもある。

心を落ち着かせ、不安を減らしていくと、人は自然体でいられるようになり、心の内側にくつろぎを見出せるようになる。活力が高まり、エネルギーを切らさずに1日を過ごせるようになる。仕事の生産性は上がり、生活の質も高まる。

日々の生活のなかに穏やかな時間をつくれば、これまでの人生に欠けていた、仕事や私生活の原動力になる大切な力を取り戻せるようになる。途中で挫折することなく、息長く物事に取り組めるようにもなる。僕は、本書でこれから紹介するアイデアに出会ったことで、自分がこれまでにしてきた生産性に関するアドバイスがすべて、然るべき場所にぴったりと収まったような感覚を覚えた。

心の平穏を得るための道のりを通して、不安が減り、燃え尽き症候群の症状が治まったことで、僕の生産性のレベルは劇的に上がった。

穏やかで澄んだ心でいると、執筆も捗り、アイデアも浮かびやすくなる。以前なら一度に数百ワード程度しか書けなかったのが、気がつくと2000ワードも書いていることが珍しくなくなった。不安が和らいだおかげで、辛抱強くなった。以前より相手の話に深く耳を傾けるようになったし、一緒にいるのが誰であっても、何をしているときでも、目の前のことに集中できるようになった。思考は鮮明になり、アイデアは鋭くなり、行動は意図的になった。主体的に考えるようになり、惰性や受け身で何かをすることが減った。

外の世界の出来事で神経をすり減らすことも少なくなった。自分の行動の背後にある目的をはっきりと意識するようになり、毎日がより有意義に感じられるようになった。

心の平穏は、生産性に大きなメリットをもたらす。しかも誰であれ、置かれている状況を問わず――限られた時間や予算、労力の中で――見つけ出せる。本書ではこれから、それを実現するための方法を細かく説明していく（心を落ち着かせることで、逆に時間は増える。この点については、第8章で詳述する）。

このことは、大きく胸を躍らせる結論につながる。心を落ち着かせることで得られるのは、様々な精神衛生上のメリットだけではない。

不安を減らすことには、時間をかけて取り組むだけの価値がある。心の平穏は生産性を飛躍的に高めるので、それを得るために費やした以上の時間を取り戻せるのだ。

僕は心の平穏を求める探求を続けながら、このテーマについて学んだことをまとめ始めた。その内容は、本書の大まかな内容に似たものになった。当初は、この体験を文章にして公にするのをためらった。必然的に、自分自身の弱さや内面をさらけ出さなければならなくなるからだ。だが、不安や燃え尽き症候群という現象は、誰にでも当てはまり得る普遍的なテーマであり、それについて語らないわけにはいかなかった。

本書を通じて共有する僕自身の旅とそこから得た教訓が、読者にとって心の平穏を求める旅の道筋を示すものになることを願っている。

現代は不安な時代だ。世俗から隔離された場所にでも住んでいない限り、誰もが多くの心配事を抱えながら生きている。ここではその原因をひとつずつ挙げていったりはしないが（僕たちは日頃から、世の中の様々な問題を嫌というほど耳にしている）、今の世の中では不安を感じずに生きていくのが至難の業であることだけは間違いない。

心の平穏を得るのは、現実を無視することではない。それは、日々変わりゆく現実を乗り切るための逞しさや活力、持久力を得ることなのだ。僕も最初は、不安を克服する手段として心の平穏を求めていた。けれども次第に、それは何をしているかを問わず、僕たちが確かな存在感を得るためのカギだと考えるようになった。そして、心の平穏は生産性を高める。だから、心の平穏を得るために努力することに罪悪感を覚えるべきではない。

一見すると、心の平穏は、魅力的な「生産性ハック」の対極にあるものに思える。だが、パンをつくるときに必要な微量のイースト菌や、美味《おい》しい料理に振りかける少量の塩がとてつもなく大きな働きをするように、わずかであれ心の平穏が得られると、人生は大きく向上し、生きている実感や幸福感を味わえるようになる。

心の平穏を感じる量が増えれば、さらに多くのメリットがもたらされる。物事に集中できるようになり、何をするにも心地よさが感じられるようになる。人生にしっかりとした根を張れるようになり、物事に積極的、計画的に関われるようになる。毎日が楽しくなり、有意義なことをするための時間も増える。

本書を読み終えた頃には、あなたも僕と同じように、大切なことに気づくはずだ——不安な世界では、心の平穏を得ることが、最高の「ライフハック」になる、と。

CALM YOUR MIND

⊙

目次

第3章
The Burnout Equation

燃え尽き症候群を解き明かす

第4章
The Mindset of More

「もっと」を追い求める弊害

第5章

日々の刺激高度を俯瞰する

Heights of Stimulation

第6章
Stimulation Fasting
ストレスを減らせる刺激断食

第7章
Choosing Analog
アナログ生活が意義を生む

第8章
Calm and Productive
「心の平穏」に投資する

第9章 すでにあるものを味わう

Where Calm Lives

第1章

The Opposite of Calm

「心の平穏」が生産性を高める

「生産性」に取りつかれた僕に起きたこと

ほんの数年前まで、僕は心の平穏を特に求める価値のあるものだとは考えていなかった。落ち着いた気分になるのはたいてい、偶然の産物だった。たとえば、仕事から離れてドミニカ共和国のビーチでくつろいでいるときや、休日に家族や大切な人と一緒にいるとき、長い週末の始まりに何の予定もないと気づいたときなどだ。

こうした幸福な偶然を除けば、心を落ち着かせることをそれほど求めてはいなかったし、あえて追求するほど魅力的なものだとも感じていなかった。でもそれは、〝自分の人生には心の平穏が決定的に欠けていた〟と痛感するまでのことだ。

あまり嬉しくはないのだが、僕には自分の日常から心の平穏がすっかり失われていたことに気づいた正確な日付（さらには時刻も！）がはっきりとわかる。それは、まるで鉄製のバスタブが古いアパートの床を突き破って落ちていく瞬間みたいに、鮮やかに脳裏に刻まれている。

序文で述べたように、それが起こったとき、僕はステージの上にいた。

心の平穏の正反対に位置するのは不安だ。不安をどう捉えるかは、人によって違う。絶えず不安につきまとわれている人もいるだろうし、めったに不安を感じない人もいるだろう。僕にとって不安とは、どこかで常に低音で鳴り響いている何かだった。

その数年前から、仕事関連の出張が増え、それに伴うストレスが蓄積されたことで、この低音はじわじわと大きくなっていた。そしてこの日、鳴り響く不安は爆発した。僕はステージ上で、100人の聴衆を目の前にして本格的なパニック発作に襲われたのだ。

異変に気づいたのは、講演の直前、ステージに上がるのを待っているときだ。心が激しくざわつき、めまいがする。今にも奈落の底に落ちてしまいそうだ。

それでも、自分の名前が呼ばれた瞬間、何とか我に返れた。

階段を上ってステージに立ち、スライドクリッカーをつかむと、スピーチを始めた。1、2分もすると、めまいも治まり、かなり気分もマシになっていた。でも、ダメだった。すぐに、全身を包み込むような感覚に飲み込まれ、不安のどん底に突き落とされた。

まるで誰かから、脳内に〝液体の恐怖〟か何かを注入された気分だった。口の中にビー玉がいっぱい詰め込まれているみたいで、言葉が詰まる。首の後ろから玉のような汗が噴き出してくる。心拍数が上がり、再び気を失いそうになる。講演前に感じていた奈落の底に落ちていくような感覚が蘇ってきた。

必死になって持ちこたえた。口ごもり、言い間違えながらも、とにかく話を先に進めた。倒れないように演壇をつかみ、僕の話を聞くために集まった聴衆に謝罪した。大量の汗をかき、言葉に詰まっているのは、ひどいインフルエンザにかかったせいだ、と。

ありがたいことに、聴衆はそれを真に受けてくれたようだった。残りの講演をやり遂げるのに十分な同情を呼び起こせたとは思ったものの、今すぐにスピーチを止めてステージを降り、振り返らずにその場を去ってしまいたいという衝動は消えなかった。ついに講演は終わった。会場からは生温かい反応しかなかった。

僕はそれを勝利と受け止めた。


スピーチを終えると、うなだれながらエレベーターでホテルの部屋に上がり、クイーンサイズのベッドに倒れ込んだ。さっきよりもほんの少しだけ落ち着いた頭で、今日1日の出来事を振り返ってみた。時間の感覚がぼやけている。一連の出来事も漠然としか思い出せず、境界線が曖昧になっている。拳を握りしめながら、ステージ上での自分のたどたどしい振る舞いを想起した。その恥ずかしい記憶に、身がすくむ思いがした。

前日の夜、ホテルに到着したときのことも思い返してみた。

1日がかりで移動するのは珍しくはなかったが、その日も朝に出発して夜に到着する長旅だった。ホテルの部屋に足を踏み入れると、すぐに入浴した。出張先で少しでもリラックスするための、いつもの方法だ（それと、たっぷりのデリバリーフードを頼むことも）。講演の前の晩に時間的な余裕があれば、予定通りに目的地に到着したことに安堵しながら、ほぼ必ず、趣味のマニアックな内容のポッドキャストを聞きながら、ゆっくりとバスタブに浸かる。

その日も翌日の講演を控え、バスタブに身を浸した。次第に湯がぬるくなっていくのを感じながら、放心状態でじっとしていた。バスルームの室内を見るともなく眺めた。洗面台の下の棚に置かれているドライヤー、花の香りのするシャンプーとコンディショナーの小瓶。バスタブの正面の排水口と蛇口の中間にある、金属製の円形のフェイスプレート。

そのプレートには、金属の湾曲に応じて歪められた自分の顔が映っていた。稀に、スマートフォンでアプリ操作を間違えてフロントカメラを起動してしまい、こちらを見つめる自分の顔が画面に表示されて驚くことがある。このときの僕も、金属の板に映った自分の顔を見て同じような反応をした。そこに映る自分は、孤独で、疲れていて、とにかくすっかり消耗しきっているように見えた。

今の自分の状態は、本当によくないんだな――そう思ったのを、はっきりと覚えている。

それまでの数年間、僕は「生産性」(その日の講演のテーマでもあった)に取りつかれてきた。このテーマを中心にしてキャリアを、そして人生の大部分を築いてきた。この文章を書いているこの今も、本書を書くきっかけとなった心の平穏を求める探求を始めた後でさえも、生産性は僕の情熱の対象であり続けている。むしろこの探求を通じて、生産性が僕の人生にとって重要な位置づけを占めるものであることへの確信はさらに深まったと言える。

けれどもその瞬間、別のことが明白になった。

僕にとって、この興味の尽きない対象である生産性が重要であることは間違いなかった。探求するほどに得るものがあったのも事実だ。だけれど僕は生産性をどこまで追求すべきなのか、自分の人生の中でうまく線引きできていなかった。見境なくそれを追い求めていた。その結果、仕事を抱え過ぎた人がそうなってしまうように、不安や燃え尽き、消耗を感じていた。

行き場を失ったストレスが、山のように蓄積されていた。

僕は白昼夢のような思考から抜け出すと、ゆっくりとベッドから起き上がった。スーツケースに荷物を詰め、白いワイシャツを脱いでパーカーに着替え、ヘッドフォンをつけた。重たい気分を抱えたまま、家路につくために徒歩で駅に向かった。

帰途の電車の車内で、これまでの自分の歩みをさらにじっくりと振り返ってみた。

なぜ心の平穏を求めようと思ったのか

自分の置かれた状況を細かく振り返ってみると、あることに引っかかった。それまではずっと、人がステージ上でパニック発作に襲われたりするのは、十分なセルフケアをしていないからだと思っていた。

でも、僕はセルフケアをしていた。それも、かなりのことをしているという自負があった。ハードに働く人向けのセルフケアに関するアドバイスは、巷に溢れている。僕もステージでパニック発作を起こすまで、様々なことを実践してきた。

毎日瞑想《めいそう》していたし(1回約30分も)、年に1、2回は1週間程度、集中的な黙想を行なう「リトリート」プログラムに参加してきた。週に数回は運動し、時々マッサージを受けた。たまに妻と温泉に行った。日常的に読書をし、ポッドキャストを聞いていた。出張先では、美味しいインド料理を堪能した後に、ゆっくりバスタブに浸かった。

こうしたセルフケアへの投資は、仕事から最大限の利益や成果を引き出すことを主目的とする生産性に対する僕の強い情熱への、バランスを取る働きを果たしていたはずだった。

だから、十分に自分を大切にしているという自負はあった。またそれ以上に、それができる自分は幸運だとも思っていた。1週間の休暇を取って黙想のプログラムに参加したり、月に何度も有料のマッサージを受けたりするのは、誰にでもできることではない。こうしてセルフケアに貴重な時間とお金を注ぎ込んでいたことを考えると、低レベルの不安が本格的なパニック発作につながったという事実に驚かざるを得なかった。

僕は思った。真に心を落ち着かせる方法を見つけるには、さらなる探求が必要だ。

その決意が、最終的に本書として結実することになる、心の平穏を探し出すための道のりの出発点となった。


毎年、僕は年末にかけて（たいていはクリスマス休暇を利用して）、翌年の計画を立てる。その際、1年後の自分になったつもりでその年を振り返り、何を成し遂げたいかを考えるようにしている（この未来完了形の視点は、意図的に使っている。時間を早送りして未来の自分になり、そこから逆算してまだ実現していない何かについて考えるのは、楽しく、有益な行為だと思うからだ）。

毎年、仕事関連では目標を3つ設定する。1つは完了させたいプロジェクト、もう1つは成長させたいビジネスの領域、もう1つは他の達成したいマイルストーン（中間目標地点）だ。同じように、1年後の自分になったつもりで、プライベートの目標も3つ設定する。

その年は、仕事関連の3つの目標は簡単に決まった。瞑想と生産性に関するオーディオブック用の原稿を執筆すること(締め切りが決まっていた)、講演を楽しく役立つものにすること(すでにいくつかが予定されていた)、ポッドキャストを立ち上げて成功させること（この頃は誰もかれもがポッドキャスト番組を始めていた）だ。

そして、例年ならプライベートな目標も3つ立てるところ、タイミングの悪いパニック発作を経験したこともあって、この年は1つだけに絞り込んだ。「適切なセルフケアの方法を見つけること」だ。そして、それを達成するために、シンプルな問いを立て、その答えを探すことに集中すると決めた。

その問いとは、**「心の平穏を得て、それを持続させるために、僕は何をしなければならなかったのか？」**だ。

本書でこれから探っていくこと

心の平穏を求める旅を始めるにあたり、僕はとにかくまず、混乱した精神を鎮めることに取り組んだ。だが次第に、生産性と心の平穏（そして関連する他の様々なアイデア）を、以前とはまったく別の視点から捉えるようになった。僕が学んだ教訓は、以降の章で詳しく説明していく。その一部を、ここで紹介しよう。

- 心の平穏の対極にあるものは、不安である。

- 常に何かを達成しようとしていると、皮肉にも生産性は下がり、慢性的なストレスや燃え尽き症候群、不安につながる。
- 燃え尽き症候群の真の原因は、僕たち自身にあるのではない。また嬉しいことに、燃え尽き症候群を克服する科学的な裏付けのある方法はある。自分の状況をよく理解するために、燃え尽き症候群の現象を分析する方法もある。たとえば、6つの「燃え尽き症候群の要因」に自分の状況を照らし合わせたり、「燃え尽き症候群のしきい値」に注目したりすることなどだ。
- 現代社会には、人々の心の平穏に対する共通の敵が存在する。それは過剰な刺激を誘発する、脳内の化学物質ドーパミンへの強い欲求だ。ドーパミンを放出する刺激に日常的にどれくらい反応するかによって決まる「刺激高度」を下げれば、心が平穏な状態に近づける。
- 日常生活のストレス源の多くは目に見えにくいが、「刺激断食」（「ドーパミン断食」と呼ばれることもある）によってこれらをうまく手なずけられる。刺激に対する心の耐性をリセットすれば、心が穏やかになり、不安が減り、燃え尽き症候群になりにくくなる。
- 心の平穏につながる習慣のほぼすべては、たったひとつの場所にある。それは、「アナログ世界」だ。「デジタル世界」とは対照的なこのアナログ世界で過ごす時間が増えるほど、心は穏やかになる。人はアナログ世界で「太古の脳」に適した行動を取ると、最も穏やかな気持ちになれる。

● 生産性の向上と心の平穏を得ることには、同時に取り組める。不安で心が散漫になっている状態ではなく、集中し、意図的に仕事に取り組めば、生産性は飛躍的に高められる。「心の平穏に投資をすれば、どれだけ無駄な時間を取り戻せるか」を計算する方法さえある。

これらのどんな教訓よりも、僕が個人的に行なった中でとりわけ重要な、考え方の転換がある。それは、最後に挙げた、「生産性」に関わるものだ。僕はこの道のりを通して、不安な世界で生産性を大きく向上させるには、心の平穏を得ることが欠かせないと確信するようになった。

この探求の旅を通して、心の平穏を見つけるために採用できる方法やアイデア、考え方の転換がいくつも見つかった。これらは、どれだけ多忙でも実践できるものだ。

まずは、現代人が抱える不安の2つの主要因である、「モア・マインドセット」と「超刺激」(人間が自然に楽しめる刺激を、高度に加工し誇張したもの)の犠牲になりやすい傾向を探ることから始めよう。

これらの要因が、化学物質のドーパミンを中心にした現代人の生活と、異常なレベルの慢性的ストレスにどう影響しているのかについても見ていこう。役に立ちそうな場合には、僕自身の体験談や、探求の途中で見つけた興味深い研究結果についても紹介していく。もちろん、こうした衝動に対処するために効果のある実践的なアドバイスも多数提供する。

現代人が心の平穏を失っている要因を探ったあとは、心を落ち着けて日々を過ごすための方法をさらに掘り下げていく。ストレスの仕組みや、よくある不安からの「脱出口」、心の平穏を得ようとすることに罪悪感を覚えるべきではない理由、不安の乗り越えるために取り入れることのできる他の具体的な方法なども取り上げる。

また本書では、僕が自分自身を実験台にすることを通して学んだ教訓も紹介していく。たとえば、生産性を意識すべき時間帯や状況を他と区別する方法や、1か月間の「ドーパミン断食」を行ない、できる限りの方法を用いて心を落ち着かせようとしたこと、カフェイン耐性をリセットしたことなどだ。

まずは、僕にとって最も身近で大切なテーマを取り上げることから旅を始めよう。僕が心の平穏を得るためには、この対象と健全な関係を築かなければならなかった。

そう、ご想像の通り、そのテーマは生産性だ。

意識しているかどうかにかかわらず、僕たちの生きるこの世界では、〝どれだけ多くの成果を上げるか〟という考えが常につきまとってくる。

僕が身をもって体験したように、生産性と成果を高めようとする衝動に駆られていると、人は自分自身についての無数のストーリーを（それが真実かどうかにかかわらず）信じなくてはならず、その過程でかなりの慢性的なストレスを背負うことになる。

次章ではまず、僕が「成果マインドセット」と考えるようになったものについて探っていくことにしよう。

第1章のまとめ

- 生産性を求めることには価値があるが、それを追求し続けていくことには限界がある。
- 心の平穏を得ることで生産性は高まる。心の平穏を得るために投じた時間は、それ以上の成果となって返ってくる。
- 心の平穏を得るべき理由を明確にし、その具体的な方法を理解することが大切である。本書ではこれから、それを探求していく。

第2章

Striving for Accomplishment

「生産性」とストレスの取引

「生産性」にアイデンティティを求めた結果

僕が心の平穏について学んだことを話す前に、まずは成果について、そして現代人がいかに成果に基づいてアイデンティティを築いているかについて語っておかなければならない。

僕たちのアイデンティティの大部分は、僕たちが自分自身について信じているストーリーや、他人から語られる〝僕たちについてのストーリー〟によって構成されている。

人生をビデオテープのように巻き戻せるとしよう。何かを成し遂げたり、成功したりして喜んでいる瞬間や、何かに挑戦している瞬間を全部飛ばして、アイデンティティがまだ固まっていない幼い時期にさかのぼってみよう。

あなたはまだ子どもで、スノードームの中を覗《のぞ》き込むような不思議に満ちた驚きを持って身の回りの世界を吸収している。同時に、自分自身に関する証拠も集めている——身の回りの話や、自分がどんな人間かについてのストーリーを。

目を大きく見開き、好奇心を旺盛にして、濡れた草むらの下にある地面に頬を押し付けていると(人差し指でカエルをつついているかもしれない)、少し離れた場所で、叔母があなたの親に向かって話す声が聞こえてくる。

「あの子は本当に好奇心旺盛よね」——それはあなたに向けられた言葉ではない。そのとき、あなたの心の中にストーリーが形づくられ始める。

〈私は好奇心が旺盛なのだろうか？　きっとそうなんだ。これは、自分にとってどんな意味があるのだろう……？〉

次に、高校1年の物理の授業に時間を早送りしよう。普段は物理の授業を面白いと思ったことはないが、なぜかその日に限って、教師は万物がどう相互に作用しているかを鮮やかに説明してくれる。様々な物理学の仕組みが、一気に腑《ふ》に落ちるような感覚を得る。

〈もしかしたら、私には科学のセンスがあるのかもしれない。そういえば、私はいつも物事を論理的に考えている。これは、自分にとってどんな意味があるのだろう……？〉

さらに時間を早送りして、転職先の職場で働き始めた週に移動しよう。ある会議で、新しい〈あなたが今でも大好きな〉上司から、最初の1週間での働きぶりが実に信頼でき、与えられた仕事を完了させる魔法のような能力があるとさりげなく褒められる。

〈そう、私は人から信頼される人間だ。私はとても生産的な人間なんだ〉

時間の経過と共に、こうした記憶は証拠として蓄積されていく——それは、自分がどんな人間になろうとしているのか、そして最終的には、自分がどんな人間なのかという考えを形づくっていく。

僕も、「自分は好奇心が強く、論理的で、生産性が高い」という、これとまったく同じストーリーを信じていた。

その挙げ句、生産性に関するありとあらゆるアドバイスを調べ、自分を実験台にするという、1年間の「生産性プロジェクト」を着手するに至った。このプロジェクトを開始したのは大学を卒業した直後。待遇のいい正社員の仕事のオファーを2件も断って、1年間無収入で過ごす代わりに、生産性というテーマを徹底的に探求しようとした（このプロジェクトの実行に踏み切れたのは、カナダには学資ローンの返済を延期できる制度があったことも大きい）。

ご想像の通り、こうした試みは、僕が自分自身について信じていたストーリーをさらに強めるものになった。そのなかには、事実に基づくストーリーもあった。たとえば、「自分は生産性の科学に深く興味を持っている」だ。考えてみると不思議でもあり、興味深くもあるが、とにかくそれは今でも変わらぬ事実であり、おそらくこれからもそうであり続けるだろう。

だが、僕は偽のストーリーも紡ぎ始めていた。たとえば、「自分は超人的に生産性の高い人間である」だ。このアイデンティティは不安定な基盤の上に立脚していた。始末の悪いことに、生産性向上のためのアイデアや方法を実験していくほど、このストーリーの正しさを裏付ける証拠が見つかったような気になっていた。それによって、ますます僕はこの誤ったストーリーにのめり込んでいった。

　こうしたストーリーは、僕だけが生み出しているのではなかった。たとえば、僕が1週間に70時間もの「TEDトーク」を視聴した後（目的は、どれくらい情報を保持できるかを実験するため）、TEDトークの運営組織から、「おそらく今誰もが会いたい、最も生産的な人物」と称賛された。とてつもなく嬉しかった。少々誇張された表現だとは思ったが、インタビューや講演の前にこの言葉を引用されると、その度に僕のストーリー（と、もちろんエゴ）は強化されていった。時が経つにつれ、さらに多くの賛辞が寄せられるようになった。それは、僕の新しいアイデンティティを焼き固める炎の燃料になった。

　僕は生産性についてかなりのことを知っていた。だから、「自分は賢く仕事をする方法を深く理解し、習得している」と考えたかった。膨大な時間と労力をかけてこのテーマについて調べ、考え、実験してきたのだから、それを自分でも会得していると周りから期待されるのも、ある意味で当然だった。大工は家の建て方を知っているし、教師は勉強の教え方を知っている。ならば、生産性の研究家は、他人がわずかなことしかできない時間に多くのことを成し遂げる方法を知っているべきだ、と。

　けれども、「自分はとてつもなく生産的だ」というストーリーを無分別に受け入れることで、僕はご多分に漏れず、〝人はそのような考え方をしていると、無理をして一線を越えてしまうことがある〟という事実を十分に考慮していなかった。生産性についてはいろいろなことを知っていたつもりだったが、知らないこともたくさんあった。決定的だったのは、生産性を人生全体にどう位置づけるかについての適切な視点がなかったことだ。

おそらく、僕は自分が認識している以上のストレスを溜め込んでいた。出張が頻繁にあったことで、思っているよりもはるかに疲弊していたのだろう。僕は、現実的には実践が不可能で、やがては自分を不安や燃え尽き症候群に追い込むことになるストーリーの中に、無理やり自分を閉じ込めていたのかもしれない。

理想的には、アイデンティティは、変わることのない自分の特性や、一番大切にしている価値観を土台にして築くべきだ。だが、そうでないものを選んでしまうことも珍しくない。たとえば仕事をアイデンティティにしてしまうと、それを失うことが自分の一部を失うように感じられるようになる。僕もこの間違いを犯していた。仕事は単なる仕事ではなく、自分の大切な一部になっていた。読者からの賛辞のメール、メディアによる宣伝文句、他人からの親切な言葉のすべてが、このストーリーのさらなる証拠となり、新たに見つかった超生産的なアイデンティティの基盤を固めるコンクリートになった。

燃え尽き症候群になったこと、ステージ上で強い不安に襲われたこと、バスタブのプレートに映る自分の疲れた顔に驚いたことはすべて、本当の自分と僕が信じていた自分とのあいだに乖離《かいり》があり、そのアイデンティティを支えている証拠が真実ではないという事実を僕に突きつけていた。講演中にパニック発作に陥ったあのイベント後の帰りの電車の中で、こうしたすべてに気づいたと言えば、話をいささか誇張してしまうことになる。とはいえ、この車中での振り返りではっきりとわかったことがある。

それは、生産性をひたすら追求した結果、その基盤が揺らいでいたということだ。

僕の人生に何かが欠けているのは明らかだった。

1日をどんな基準で評価するか

心の平穏を求める旅を始める前に、まずはここで、一見するとごく単純な次の質問に答えていただきたい。

「ある1日が良い日だったかどうかを、あなたはどんな基準で判断しますか?」

正直かつ自由に考えてほしい。浮かんだ答えを書き出し、それを眺めながらじっくりと考えてみよう。配偶者やパートナーと話し合ってみるのもいい(僕のお気に入りの方法だ)。僕のようなタイプの人なら、あれこれと発想を変えながらじっくりと答えを探っていくのを楽しく感じるだろう（終わるまで待っているので安心してほしい）。

ご察しの通り、1日をどう評価するかはその人がどんな価値観を重視しているかによって変わるため、答えは無数にある。僕がこれまでに聞いたことのある答えには、次のようなものがある。括弧内は、その答えの基になっている重要な価値観だ。

- プライベート、または仕事を通して、どれだけ人の役に立てたか（サービス）
- 「ToDoリスト」の項目をどれだけ減らせたか（生産性）
- どれだけその日を堪能できたか（楽しさ）
- どれだけ稼いだか（経済的成功）
- 仕事や日常生活にどれだけ積極的に関われたか（存在感）
- どれだけ誰かと素晴らしい瞬間を共有できたか（つながり）
- どれだけ幸せな気持ちになれたか（幸福感）

これらはほんの一例だ。1日をどんな基準で評価するかは、大切にしている価値観だけでなく、生活している社会や文化、人生の段階、生い立ち、置かれている状況などによっても影響を受ける。たとえば、堅物の銀行員の親に育てられた人と、キャンピングカーで各地を移動しながら暮らす自由奔放な親に育てられた人とでは、1日を評価する物差しも違ってくるだろう。

これは正解のない質問だ。日記や瞑想などを習慣にしていない限り、毎日、その日がどんな1日だったかを意識的に評価している人はそう多くないはずだ。それでも、誰でもある程度は(たいていは無意識のうちに)、1日を振り返っているものだ。

その時間を楽しみ、大切な価値観に沿って行動できていれば、どんな1日になったとしても満足した気分を味わえるだろう。傍目《はため》には、熾烈《しれつ》な競争社会であくせくしているように思われたり、自由奔放に過ぎるような暮らしをしていると思われたりするかもしれない。だが肝心なのは、本人がそれをどう捉えているかだ。1日の終わりに良い日を過ごせたと思えるのなら、それで十分なはずだ。時間をどう使うかを決めるのは、結局は自分なのだから。

このように、1日という時間をどう使ったかを評価する方法は無数にあり、価値観や置かれた環境によっても異なる。それでも、大多数の人に当てはまる、1日の評価基準はある。

それは、「どれだけ成果を上げられたか、どれだけ生産的だったか」だ。

これは通常、仕事を対象にしている。けれども僕のような人間は、この物差しをプライベートにも当てはめようとする。

「成果マインドセット」による罪悪感

人生のビデオテープをもう一度巻き戻して、子どもの頃に戻ってみよう。

幼いあなたは、自分がどれくらい生産的だったかとか、どれだけ成果を上げたかといった尺度で今日1日を振り返ってはいないはずだ。まだ自分に関するストーリーは少なく、自分に何が期待されているのかなんてあまり考えていないし、自分に対して期待することも特にない。

当時の僕がそうだったように、あなたも自由な精神で生きていたのではないだろうか。風の吹くまま気の向くまま、心の赴くままにやりたいことをしていたはずだ。

タイムカプセルをつくり、自転車で見知らぬ場所に出かけ、キッチンで食べ物をつくる（楽しくはあったが、実際に出来上がったものは、棚にある小麦粉やケチャップなどの材料を適当に混ぜ合わせただけのひどい代物だった）。

心に余裕があったからこそ、ときには退屈もした。暇にまかせて、斬新な時間の過ごし方を思いついた。リビングの椅子やソファに毛布をかぶせて砦をつくったり、キッチンの食器棚の下部に果物シールを何十枚も貼ったり（こんなふうに暇に任せてろくでもない遊びを楽しむ時間を、あなたが最後に経験したのはいつだろう？）。

幼い頃は、1日が良い日だったかどうかを測ることなど考えもしなかったはずだ。

だが、成長し、様々な責任を背負うようになるにつれ、状況は変わってくる。現代人は、成果という基準で時間の使い方や、さらには自分の価値を測るようにすら仕向けられている。[*]重い責任を担った大人たちは、子どもの頃にしていたような、好奇心溢れる冒険的な遊びから遠ざかってしまう。

子どもは学校に通い始めると、簡単にこうした考えに染まってしまう。

学校は、他人と競争するための明確な基準が定められた場所だ。良い成績を取ることが成功であり、それがその先の人生の成功につながると見なされている。

「成績が良ければロケット科学者や脳外科医になれるし、プライベートジェット機で世界を飛び回る大企業のCEOにだってなれる。勉強を頑張るほど能力は高まるし、勉強に意欲的になればなるほど将来多くを成し遂げられる人になれる」と言い聞かされる。

学校を卒業すると、高収入やインセンティブ報酬、出世など、目指すべき目標がさらにはっきりと提示された労働社会に入っていく。そこには終わりがない。

これが成果マインドセットの本質だ。成功を目指して挑戦を始めると、それをいつまでもや

＊人生には、「自分は何を成し遂げられるか」という尺度で測る以上の価値がある。僕たちは、このことをよく覚えておくべきだ。

めようとしなくなるのだ。

大人になって責任が増えるにつれ、今この瞬間にできることの選択肢の幅は広がっていく。だがその選択肢はどれも同じではない。だから、「今していることよりももっと重要な選択肢があるのかもしれない」という、経済学でいう「機会費用」について常に考えるようになる。

つまり、貴重な時間を最善の活動に費やしているかどうかを常に疑い、そう思えない場合は罪悪感を抱くようになる。冒険をしたいと思っても、次の瞬間、もっと手堅く意味のあることをしなければと思い直す。洗濯物を畳み、犬を散歩させ、メールに返信しなければならない、と。

現実の生活が、常に邪魔をするのだ。

こうした責任や機会費用についての考えを抱くのは、最初のうちは職場に限られているかもしれない。だが、やがて生産性への執着はマインドセットとして定着し、私生活にも波及していく。限られた時間で多くを成し遂げなければならないときだけに用いていた生産性という概念は、あらゆる瞬間を最大限に活かすためのものに変わっていく。ただリラックスしたいと思うときでさえ、生産性を考えるようになる。

僕はこれを**成果マインドセット**と呼んでいる。これは、〝多くを成し遂げるために常に努力すべき〟と人を駆り立てる、習慣化した態度や信念のことだ。

このマインドセットに従っていると、「常に何か効率的なことをしていなければ」と急かされるので、「これは最適な時間の過ごし方ではないかもしれない」という罪悪感を覚えやすくなる。友人と外でコーヒーを飲んでいるときに「家に帰って早く夕食の準備をしなければ」という思いに襲われるのも、公園で散歩を楽しんでいるときに「溜まっているポッドキャストを聴かなきゃ」という心の声がするのも、このマインドセットのせいだ。機会費用を常に意識し、限られた時間でいかに多くを成し遂げるかを考えてしまう。

自分の時間や行動を100%このマインドセットで評価している人はめったにいないだろう。それでも、大人になり、キャリアを積んでいくにつれて、人は成果という物差しで時間を測るようになる。「引退したらこんな考えはやめる」と自分に言い聞かせながら、ひたすら成果を求め続ける。

ゆっくりするのは後回しにできるし、成果をじっくりと味わうのも後回しにできる。次第に、成果を上げる人間であることが、アイデンティティの一部になる。仕事の成果は個人のアイデンティティの一部になり、成功は自分の一部になる。

作家のアニー・ディラードは著書『The Writing Life』（邦題『本を書く』柳沢由実子訳、田畑書店）の中で、「日々をどう生きるかは、人生をどう生きるかにつながる」と主張している。[1]

これは、人が日々をどう測るかにも当てはまるはずだ。つまり、日々をどう測るかが、人生をどう測るかにつながるのだ。1日をどれだけの成果を上げられたかで測っていると、いつのまにか人生全体を成果という物差しで測ることになる。

たしかに、学校や職場では生産性や成果が重視されすぎている。ただし、これらが重要な役割を担っているのも事実だ。生産性や成果は、社会を構築するうえで大きな貢献をしてきた。

今の世の中で僕たちがどれだけ恵まれた生活をしているかは、いくら誇張してもしすぎることはない。たとえば、２００年前の農場労働者が現代のスーパーマーケットに連れてこられたら、想像を絶する豊かさを目にして呆然《ぼうぜん》とするだろう。現代の豊かさや先進性を示す場所やモノはスーパーマーケット以外にもたくさんある。この気の毒な農場労働者が心を落ち着かせたら(少し時間がかかるかもしれないが)、あなたはポケットからゆっくりと携帯電話を取り出し、この小さな機器を使えば、地球上の誰とでも、いつでも、１秒以内に連絡が取れることを示してみせられる。

経済発展のおかげで、この２００年間で米国人の平均年収は２０００ドルから5万ドルになった(しかも、これはインフレ調整後の数字だ)[2]。つまり現代人は、２００年前に比べて25倍も豊かになった。しかも技術の進歩によって、モノの価格も下がっている。同じ１０００ドルでテレビを買うにしても、80年近く前のモノクロテレビと現代の最新型のテレビとでは、画面サイズや画素数など、あらゆる面で性能的に比べ物にならない。

喜ばしいことに、この成長の恩恵を受けているのは裕福な国の人々だけではない。過去20年間で、世界で極度の貧困にあえぐ人の数は半減した。20年前は世界人口の29%が極度の貧困状態にあったが、[3]現在では9%に下がっている。このような経済指標には非常に重要な意味がある。著名な研究者であるハンス・ロスリングは著書『Factfulness』(邦題『ファクトフルネス』、上杉周作、関美和訳、日経BP)の中で、「人の生き方に影響を与える最大の要因は、宗教や文化、住んでいる国ではなく、収入である」[4]と述べている。

こうした理由から、僕は経済成長を頭から否定するつもりはない。経済成長は、その利益が公平に行き渡ると仮定するならば(かなり非現実的な仮定にはなるが)、人々の生活を大きく向上させるからだ。

しかし、現代社会には代償がある。そう、不安だ。

この不安は主に、人々が暮らし、働いているシステム(とそのシステムが要求するマインドセットや、それに付随するストレス)から生じている。学校であれ職場であれ、生産性や成果はインセンティブとして作用する。生産性が高い人ほど、長期的に見れば成功しやすくなると考えられている。

現代社会では、お金や地位といった従来型の成功の尺度が重視され、幸福度や、人間関係の充実度、他者への貢献など、定量化できない尺度は軽視されがちだ。

多くを成し遂げるには生産的になるべきであり、生産的な日々を積み重ねれば「成果に満ちた」人生を送れると見なされている。生産的であることが高く評価されるシステムで過ごす時間が増えるにつれ、人は生産性と成果こそが人生で最も重要だと確信するようになる。

次第に、それは人々が自分の時間をどう使ったかを測るための基準になっていく。

「生産性向上」は時間を与えてくれる

この章では、幸福を犠牲にしてまで生産性を追求することのデメリットについて説明してきた。しかし、そこにはメリットもある。特に、生産性の追求に明確な境界線を設けている場合はそうだ。一般的に、「生産性」という言葉からは、冷たく、企業的で、効率ばかりを追求しているようなイメージが浮かぶ。

だが、生産性にはもっと親しみやすいアプローチがある。生産性に関するアドバイスを取り入れたからといって、成果しか頭にないロボットのようになる必要はないのだ。

僕は生産性とは、「意図したことを成し遂げる行為」だと考えている。受信トレイのメールにすべて返信することであれ、数人の候補者から採用者を決定することであれ、ビーチでピニャコラーダを2杯（片手に1杯ずつ）飲みながらリラックスすることであれ、意図通りに何かを実行しようとすれば、それは生産的なのだ。

見方を変えれば、生産性とは、多くを求めてひたすら努力することではなく、意図して何かをすることである。この定義は、人生のあらゆる活動に当てはまる。

しかし、この（願わくはより人間的な）定義をもってしても、生産性と成果が表裏一体の関係であることは変わらない。たとえ、意図して成し遂げようとしているのが「リラックスして1日を過ごすこと」であったとしても、それは同じである。

そこで、まずは「生産性とは、意図したことを成し遂げる行為である」という親しみやすい定義はひとまず脇に置くことにする。生産性の従来の定義である、「目標や成果に向かって前進すること（従来型の尺度において成功に近づくこと）」に基づいて成果を追い求めることにどんな価値があるかは、きちんと考えておくべきだと思うからだ。

生産性を高めることは、良いものにも悪いものにもなり得る。生産性向上のための習慣や戦略をうまく活用すれば、大きなことを達成できる。僕はそれを、身をもって知っている。

僕にとって生産性は、何よりも興味のあるテーマだ。生産性の向上に取り組んできたことで、そうしなければまずできなかったほど多くの仕事を成し遂げられたし、そのことを誇りに思っている。けれども、成果を上げることに取りつかれたために、燃え尽き症候群や不安にも陥ってしまった。

生産性がもてはやされる世界では、「成果を上げるための努力は、成功だけではなく有害さをもたらし得る」という考えはめったに議論されない。

だから、ここではこの点について考えてみよう。

生産性に関するアドバイスの魅力に抗うことは難しい。それも無理はない。現代人は毎日、職場でも家庭でも様々な責任を負い、しなければならないことを山ほど抱えている。たとえば、在宅勤務で病気の子どもの看病をしつつ、10時間分の仕事を（8時間で）こなし、かつ家の用事もしなければならないような1日を過ごしている。また別の日には（それは休日かもしれない）、溜まった家事を片付けつつ、大勢の家族のために手の込んだ夕食をつくり、その合間に自分のための時間も捻出しなければならないかもしれない。

生産性に関するアドバイスは、こうした状況では極めて効果的だ。しかも、物事を効率的に進められるだけではなく、生産性向上に投じた労力以上のものを取り戻せる。つまり、すべきことを短時間で終えられるので、その分、大切な人と一緒に過ごしたり、好きな趣味に打ち込んだり、価値のある仕事に集中したりといった、有意義な時間をつくれるようになる。

簡単な例として、1日の仕事に優先順位をつけることについて考えてみよう。1日の始まりにほんの数分かけて、その日に何を達成したいかを明確にしておくと、どのタスクが一番重要かを把握でき、最適な時間配分ができるようになる。数分かけて計画を立てるだけで、集中すべき最重要のタスクや、他のメンバーに任せられる仕事が明らかになるために、数時間分の作業を減らせることもある。

たとえば、高級ハウスクリーニング企業のサービスを通じて、あなたが100万分の1の確率の抽選に当選し、専属の執事を一生つけてもらえることになったとしよう（彼の名は「キングスリー」という）。この執事は、家の掃除や炊事、スケジュール管理、運転手役などをしてくれるので、あなたは毎日、それまでにはなかった自由時間を手にできるようになる。そのうえ、執事の高額な給料は、今から50年後の定年退職時まで全額ハウスクリーニング企業によって支払い済みだ。チップを渡す必要もない。

残念ながら、このような夢物語が現実になることはまずないだろう。だが、生産性向上のための最良の方法を実践すれば、同等のメリットが得られる。なぜならそれは執事のように、それはあなたが自由に使える最も貴重な資源である「時間」を与えてくれるからだ。

これが生産性向上のアドバイスがもたらす大きなメリットであり、素晴らしさである。物事を成し遂げる能力を養えば、重要な物事に注ぐことのできる時間や注意力、活力を増やせる。おまけに、成功する可能性も高まる。

だが執事とは違い、このアドバイスには重要な注意点がある。生産性向上のアドバイスは効果的だが、それを実践する際には明確な線引きが必要だということだ。きちんと線引きをしていないと、成果に執着するあまり心の平穏を得られなくなり、結果として逆に生産性は下がってしまう。

「心の平穏」とは何か

ステージ上でパニック発作を起こしてから数か月後、ようやく仕事のペースも少し落ち着き、何が自分を不安にさせ、燃え尽きさせたのかについてじっくりと考え始められるようになった。燃え尽き症候群の科学については次章で詳しく触れるが、この章ではまず、本書で僕たちが追い求める最終目標である「心の平穏《カーム》」とはそもそも何かについて考えてみたい。

僕は心の平穏について調べ始めるとすぐに、この心の状態が単体ではほとんど研究対象にはなっていないことに気づいた。誰でも、心の平穏がどんなものかは知っているし、その定義は辞書にも載っている――「calm」は辞書では「callus（皮膚硬結）」と「calomel（塩化第1水銀）」のあいだに記載されていることが多く、「静かで平穏な状態」や「せわしなく動き回ったり、不安になったり、騒いだりしないこと」と説明されている。[5]

しかしこの言葉には、一般的に合意された臨床的定義はほとんどない。また、心理学の一分野として研究されているわけでもなく、人がどれくらい落ち着いているかを正確に評価するかを測るための検証済みで信頼できる測定基準も存在しない。

　様々な学術的な検索エンジンを何時間もかけて探し回った末、僕はようやく「Vancouver Interaction and Calmness Scale（バンクーバー相互作用及び鎮静度尺度）」という尺度を発見した。[6] ただしこの尺度が指している「鎮静《calmness》」とは、集中治療室《ICU》で人工呼吸器につながれた患者がどれだけ落ち着いているかを測定するものである。興奮して人工呼吸器のチューブを引き抜こうとしているかどうかすらも判断基準になっている。

　心の平穏は日常生活でもつかみどころがないが、研究の世界でもそうなのだ。

　だがありがたいことに、公式な臨床的定義を欠いていても、心の平穏について調べる方法はある。それは、「不安」を探求することだ。心の平穏に関する研究は数少ないが、それらは「心の平穏の対極にあるものは不安である」という興味深い考えを示している。つまり、不安についての理解を深めれば、その正反対にある心の平穏を定義できるようになるのだ。

　不安になると、心が動揺する。これから起こり得ることへの恐怖にとらわれ、何度も同じ不安に襲われる。人は不安を感じると、心配を止められず、神経質になり、緊張する。他にも、「リラックスできない」「落ち着かない」「苛立《いらだ》つ」「恐ろしいことが今にも起こりそうな感覚に頻繁に襲われる」といった現象が見られる。僕は自分の不安を、うねるような焦りの感覚だと捉えていた。その波は、1日の中で不安が高まる瞬間に最高潮に達する。

心の平穏《カーム》は、この混乱の対極にある。研究結果は、この「不安」と「心の平穏」という2つの心の状態の違いを明確に示している。重要なのは、不安は「精神的興奮が高い状態として特徴づけられる不快な感情」で、心の平穏は「精神的興奮が低い状態として特徴づけられる心地よい感情」だということだ。[7]

米国心理学会の有名な学術誌であるジャーナル・オブ・パーソナリティ・アンド・ソーシャル・サイコロジー誌に掲載された最近の研究によれば、不安は一般的に考えられているように「ゼロの状態から激しい不安の状態」に移行するものではなく、「心の平穏が高い状態」と「不安の高い状態」を両端とする連続体と見なすべきである。[8]

つまり、心の平穏が不安の対極にあるだけではなく、不安も心の平穏の対極にある。不安を乗り越えれば心の平穏に近づけるが、日常生活の中で高レベルの心の平穏を育んでいると、そもそも不安に陥りにくくなる。心の平穏には、将来の不安を防ぐ効果があるのだ。

これらの知見を合わせると、心の平穏とは「覚醒レベルが低く、それに付随して不安が少ないことを特徴とする、主観的に肯定的な状態」と定義できる。「不安が高い」状態から「心の平穏が高い」状態に向かうにつれ、心はリラックスして穏やかになり、満足感が深まっていく。次第に思考は静まり、精神は落ち着き、心の平穏を感じるようになる。この状態では、出来事に感情的に反応することが少なくなる。[9]

心の平穏が高い　　不安が高い

とはいえ、人は毎回同じように不安や心の平穏を経験しているわけではない。不安と心の平穏は、個人が持つ「特性」ではなく、一時的な「状態」と見なすべきだ。不安とは、ストレスの多い（特に脅威と見なされる）状況に対する人間の正常な反応である。だから、あなたが不安を経験したとしても何も問題はない。

1日ずっと穏やかな気持ちで過ごしたが、一度か二度、不安を覚えた（たとえば「空港のシャトルバスが予定より30分遅れで到着した」）という日もあるだろう。逆に1日中、不安に悩まされていたが、ふいに訪れた心の平穏（たとえば、「自宅の玄関に入った瞬間に、子どもたちが駆け寄ってきて膝に抱き着かれ、仕事のストレスが瞬時に消え去った」）によってそれが中断されるといった日もあるだろう。

心の平穏への道とは、不安を減らしつつ、「不安―心の平穏」の連続体のもう一方の端に到達することに取り組むことである。それは、ストレスを取り除き燃え尽き症候群を克服し、気を散らすものに抵抗しながら、物事に積極的に関わり、「今、ここ」に集中し生産的になる道だ。

ここで、読者に大切な注意事項をお伝えしておきたい。

本書が提供するアドバイスは、医療の専門家によるアドバイスの代わりとして解釈されるべきではなく、またそのような役割を果たすことを意図していない。

日常生活の妨げになるようなレベルの不安を感じていたり、耐えられないほどの不快さを感じていたりする場合は、絶対に医師に相談すべきである。

不安障害（一時的な「状態不安」とは対照的な、「特性不安」とも呼ばれる状態）かもしれないが、専門家には相談したくない場合は、「GAD-7（Generalized Anxiety Disorder 7）」というオンラインで無料利用できる、全般性不安障害のスクリーニング検査をまず試してみることを強くお勧めする。前述したような不安の症状（これは、僕がこの尺度から直接引用したものだ）をどれくらいの頻度で経験するかを尋ねる、たった7つの簡潔な質問のみで構成され、1、2分程度で回答できる。

専門的な助けが必要だと思ったら（必要かもしれないと思っただけの場合でも）、迷わずそうしてほしい。本書が対象としているのは、成果に取りつかれた現代社会で多くの人が経験している、低レベルの不安に対処する方法を提案することだ。

目標を立てない人と「生産性」の信者

心の平穏《カーム》を定義したところで、話を生産性と成果に戻そう。不安と心の平穏がひとつの連続体としてつながっていたように、人が生産性や成果をどれくらい重視しているかも、連続体で表現できる。

この連続体の一方の端にあるのは、生産性や成果をまったく考えない人たちだ。僕は、これは理想的な態度とは言えないと考えている。

たしかに、取りつかれたように生産性を追い求めるのは、心の健康に悪影響を及ぼしかねない。だが人間は少なくともいくつかの目標を設定し、それに向かって努力しながら生きるべきではないだろうか。生きるための収入を得たり、家族や大切な人を支えたり、将来の後悔をできる限り減らしたり(僕は、できるだけ後悔しないように生きるのは、良い人生にとって不可欠なことだと考えている)するには、目標を立て、それを達成しようとしなければならない。

自分の時間から何を得たいかを一切考えていないと、人生をより良いものにしたり、自らの価値観に合致した生き方をしたりできなくなる。人は、目標に向かうことに少なくとも時間の一部を費やすべきだ。そもそも人間は、1日の大半を使って打ち込める何かを求めているもの

生産性の熱烈な信奉者　　　　目標をまったく持とうとしない人

だ（何かに積極的に関わること、すなわち「エンゲージメント」ほど人を幸せにするものもない。詳しくは後述する）。

この連続体のもう一方の端にあるのは、常に成果マインドセットに突き動かされ、成果と生産性を何よりも（幸福感や、他者とのつながり、心の平穏など、良い人生に必要な他の要素よりも）重視する人だ。

このような人にとって、生産性はいわば宗教であり、職場はもちろん、人生のあらゆる場面で実践するものである。僕自身も、生産性と成果が自分のアイデンティティを構成するストーリーと融合するにつれ、この連続体の「生産性側の端」に近づいていった。成功のストーリーが自分のアイデンティティと一体化したり、リラックスしたりしたいときにも成果マインドセットが頭から離れないような人は、同じく連続体のこちら側に位置していると言える。

行動の大部分が成果を目指したものになると、充電したり、ペースを落としたり、何かを成し遂げた喜びをかみしめる時間が取りにくくなってしまう。だが皮肉にも、これらは長期的にモチベーションと生産性を高めるために必要なものだ。英気を養う時間を軽視していると、いずれは燃え尽きてしまいかねない。

生産性や成果を人一倍重視している人は、自分がこの連続体のどの位置にいるかをよく考えてみよう。心の平穏という観点からは、成果マインドセットは行き過ぎると諸刃《もろは》の剣となり得る。それは喜びを失わせ、ストレスを増やすからだ。

これらについて、順番に見ていこう。

「ToDoリスト」は喜びを奪う

僕が心の平穏を探求し始めてすぐに気づいたのは、成果マインドセットは日々の喜びを奪うということだった。理由は単純。このマインドセットは、あらゆるものを「ToDoリスト」の項目に変えてしまうのだ。ことわざにもあるように、道具が金づちしかなければ、どんな問題も釘に見える。

同じ考え方はここでも当てはまる。成果マインドセットというレンズを通すと、すべてが「成し遂げなければならないもの」に見えるのだ。その結果、生産性の高いときと罪悪感を覚えるとき（生産性が低いため）を交互に繰り返すことになり、日常生活から喜びが奪われてしまう。*

僕もこれを、身をもって経験した。たとえば食事のときは、美味しさを味わおうとするのではなく、食べながらポッドキャストを聴いたり、ユーチューブ動画を見たりしていた。時間を有効に使えるし、休憩を取ることの罪悪感（詳しくは第8章で説明する）からも逃れられると考えていたのだ。

純粋な楽しみよりも、忙しさを選んでいた。1日の仕事を終えて友人と会っているときも、成果マインドセットが頭から離れず、翌日にしなければならないことばかり考えていた。生産性のことで頭がいっぱいで、妻と過ごす時間や、食事、他の素晴らしい経験など、喜ばしい活動すらも「ToDoリスト」の項目にしてしまっていた。休暇でさえ、楽しむものというより、計画通りに完了させるべきものになっていた。

僕にとって生産性は生きる目的になっていた。だが当然ながら、生産性自体を目的にしてしまうのはよくない。生産性は自由な時間や経済的自由、大切な人と深くつながるための余裕など、もっと重要な目的を達成するための手段と見なすべきなのだ。*

僕は、効率を最大限に追求して生きていた。スケジュールには遊びや自由な時間はなかった。だが、自分ではそう思い込んでいたものの、実際には時間的な余裕はあった。ただその時間を、好きなことに熱中したり、心を落ち着かせたりするための活動に費やしていなかった。生産性の目標を達成するたびに、すぐにまた成果マインドセットに頭を支配され、次のすべきことに意識を向けていた。成し遂げた喜びを十分に味わうこともなく。

成果マインドセットは職場では効果を発揮する。仕事とは、時間をお金に換えることだ。人は基本的に、一定の期間働いて実現した生産性に対する対価として報酬を受け取っている。生産性は小さな成果をもたらし、それは大きな成果へとつながっていく。

だが注意を怠ると、仕事での成果をもたらすのと同じこのマインドセットが、「時間をお金に換えていない」という理由だけで、人生の最良の瞬間を楽しむことを妨げてしまうものになる。今この瞬間を楽しむ代わりに、やるべきことリストの項目を消すことばかりに目を向けるようになる。旅行にも行かず、苦労して手に入れた自宅での生活も楽しまず、家族との良い時間も十分に過ごさない——そもそも、それらを得るために働いているというのに。

このような状態に陥ると、かつての僕がそうだったように、「あらゆることが仕事」になっ

＊だからと言って、時間の価値を低く評価すべきというわけでも、機会費用を考えて時間を使うのが無意味だというわけでもない。時間は、良い人生を送るための貴重な資源であり、大切にすべきだ。むしろ、大切にすべきものであるからこそ、その貴重な時間を使って何かを成し遂げることばかり考えるべきではないと言える。

＊個人主義的な考えが強くなり、他人のことをあまり考えなくなるというのも、成果マインドセットがもたらす副作用だ。自分自身のことばかり考え、「自分の生産性」が何より重要になり、どれだけ人の役に立てるか、チーム全体のために何ができるか、大切な人と一緒にどれだけ豊かな時間を過ごせるかといった問題は二の次になる。僕は「人生には他人を受け入れる余地がほぼ無限にある」と繰り返し自分に言い聞かせている。

てしまう。すべては、「結果を出すためにしなければならないこと」になる。すべてが「やらなければならないこと」になるので、「ToDoリスト」は、単に1日のすべての行動を記した日記のようなものになる。

さらに生産的になるよう自分を追い込むのは簡単だ。他人と比べて自分が劣っていると自覚すると、人は自ずと人生を改善したいと思うようになる。その結果として自己成長の欲求に駆られると、罠《わな》にはまりやすくなる。特に、成果マインドセットを極限まで追求してしまう場合はそうだ。*

僕のように、極端に生産性に取りつかれていたという人は少ないかもしれない。でも、重要なポイントは誰にでも当てはまる。それは、「生産性や成果の追求では、明確な線引きをしておかないと、人生から喜びが奪われてしまう」ということだ。

常に生産性や成果を追い求めていると、今、その場で経験していることから得られるはずの真の喜びを逃してしまう。何より、一緒にいる相手との時間を心から楽しめなくなる。

急性ストレスと慢性ストレス

成果マインドセットのもうひとつの代償は、すでに触れたとおり、「常に生産的な活動をしようとするために、些事に追い立てられ、いたずらに忙しくなってしまうこと」だ。

この手の忙しさは、実際にはただアプリ間を行き来したり、SNSをチェックしたり、漫然とニュースサイトを眺めているだけといったケースが多い。にもかかわらず、人は「私は目指す成果に向けて前進している」と心の中で自分に言い聞かせている。心身を休めて英気を養っているときよりも、ひたすらスマホの画面をスクロールしているときのほうが何かをしている感覚があるため、罪悪感を覚えにくかったりするものだ――それによってエネルギーを消耗し、ストレスを溜めているにもかかわらず。

もちろん、正当な理由がある忙しさもある。誰でも生きていれば、しなければならないことをいくつも抱えるようになる。しかしインターネット機器をポケットに入れて持ち運べる時代は、僕たちの日常生活に不要な忙しさをもたらした。

ほんの数十年前まで、この種の忙しさは存在しなかった。今日では、人は会議の合間に数分時間が空くと、その後の自分の行動についてじっくり考えたりしようとせず、寸暇を惜しむように刺激的な情報を求める。メールやインスタグラムをチェックし、ツイッター〔訳注／現「X」、以下同〕のタイムラインをスクロールすることで、忙しいと感じ、「忙しいのだから何かを成

＊原則として、生産性や成果のために使う時間は減らし、幸せに過ごせる時間を増やしたほうがいい。

し遂げているはずだ」と錯覚してしまう。しかし、それは生産性の蜃気楼《しんきろう》にすぎない。

この忙しさは、心の平穏の邪魔になる。なぜなら、必要以上の慢性ストレスを抱え込んでしまうからだ。* 僕は不安と心の平穏に関する研究結果を詳しく調べていくうちに、日常から慢性ストレス（その多くは成果マインドセットがもたらす不要な忙しさによって生じている）の原因を取り除くことこそが、心の平穏を得るうえでのカギを握っていると確信した。

これは重要なポイントだ。慢性ストレスはその大半が成果マインドセットから生じており、安定した心の平穏を得るために取り組むべき、おそらくは最大の障害なのだ。

説明しよう。

簡単に言うと、ストレスには大きく2種類ある。

ひとつは「急性ストレス」だ。これは一時的で、たいていの場合は一度だけ生じるストレスだ。フライトが急に欠航になって予約をし直さなければならなくなったり、夜中にリビングルームの床でレゴのブロックを踏みつけて痛い思いをしたり、配偶者と長々と言い争いをしたりといった出来事によって生じる。幸い、人間の身体は急性ストレスに対処できるようにできている。

人類史の大部分において、僕たちの祖先が経験してきたのはほとんどが急性ストレスだった。人類は何百万年もの間、ヒョウやヘビ、ジャイアントハイエナといった肉食動物にとっての美味しい獲物にすぎなかった。[10] そのため人間の身体のストレス反応は、こうした脅威に立ち向かうための肉体的、精神的スタミナを高めるものになった。

急性ストレスは、短期的で一時的なものである。急性ストレスに身体がどう反応するかはよく知られている。ストレスホルモンであるコルチゾールが放出されて、ストレス反応が活性化されるのだ。このストレス反応によって、ストレスに対抗するために必要な肉体的、精神的なスタミナが得られる。たとえば目の前に恐ろしいハイエナが現れたら、その瞬間、このストレス反応によって体内にアドレナリンが溢れ、瞳孔が開き、全力でその場から逃げるか、勇気を振り絞って目の前の敵と戦うかのどちらかを判断しようとする。

ストレスは悪者にされることが多い。だが、それは不当だ。物事はそう単純ではない。ストレスは経験しているあいだは楽しくないが、人生に意義を与えてくれる。急性ストレスはトンネルに似ている。つまり、その先にある良い場所に行くために、通り抜けなければならないものだ。

素晴らしい思い出には、ストレスフルな経験をした結果であることが多い。結婚式はストレ

＊皮肉にも、人は成果マインドセットのために時間を無駄にしてしまいがちだ。思いがけず時間が空くと、人はスマホでアプリやSNSを見てダラダラと過ごしてしまいがちだ。これは、何もせず純粋にリラックスすることに罪悪感を覚えているからだ。忙しくすることを選択するほうが簡単なのだ。

スが多い。大人数の家族のために週末に夕食をたっぷりつくるのもそうだ。１００人の聴衆の前で自分の仕事について話すことも同じ。

けれども、このような経験は人生を有意義なものにする。心理学者のケリー・マクゴニガルは著書『The Upside of Stress』（邦題『スタンフォードのストレスを力に変える教科書』、神崎朗子訳、大和書房）で、このことを見事に説明している。[11]「人生全体を眺めて、ストレスを感じた日をすべて差し引いたとしたら、そこには理想的な人生は見つからない。自分の成長を助けてくれた経験や、誇りに思っているチャレンジ、人生を決定づけた人間関係を差し引くことになるからだ」。

急性ストレスは、振り返るべき記憶、豊かさを感じる経験、成長を促す課題を与えてくれる。

しかし、「慢性ストレス」はその逆である。これは悪いタイプのストレスで、いつまでも終わらないように感じられ、文字通り慢性的に何度も繰り返し直面する。たとえばフライトの欠航に一度遭遇するのではなく、毎日、通勤でひどい渋滞に悩まされることや、配偶者と時折口論するのではなく、話をするたびに不和の感情が湧き起こることなどが、慢性ストレスだ。

急性ストレスの場合は、たとえストレスがピークに達していても、終わりが見えやすい。人の身体は、強いストレスを経験しても、その後で回復しようとする。だが、慢性ストレスにはそれが当てはまりにくい。

　成果が重視される現代社会では、慢性ストレスの要因はいくらでもある。そのなかには、簡単に見つけられるものも多い。家計のやりくりに苦労していたり、嫌な同僚の否定的な言動に対処しなければならなかったり、病気の家族の世話をしなければならなかったりすることは、どれも終わりの見えない辛い経験になる。

　しかし、慢性ストレスの要因には目に見えにくいものもある。そして人は「生産的なことをしている」と感じたいがために、こうしたストレス源に意図的に注意を向けることさえある。このようなストレス源には、中毒性を持つものもある。心のどこかで、その刺激を脅威と見なしているにもかかわらず、刺激や肯定感を与えてくれるためにやめられないのだ。

　たとえば、ツイッターは刺激的だが、見ると必ずと言っていいほど心がざわついてしまう。インスタグラムも刺激的だが、他人の楽しそうな投稿を見ていると、劣等感を覚えるかもしれない――なぜなら、フェイスブックの内部告発者であるフランシス・ホーゲンが議会証言で述べたように、このアプリは「容姿やライフスタイルの比較」の2つを目的としているからだ。[12] SNSは、人に劣等感を抱かせ、不要なストレスを引き起こすコンテンツで溢れている。

　ニュースやメールなど、現代人の注意を逸らす対象になっているものの多くも、慢性ストレスの要因になっている。不安を抱えているときには、特にそれが当てはまる。これらを脅威と感じやすくなるためだ。

人は電子メールやSNS、ニュースなどに、それが刺激的であるだけでなく、新奇的で、脅威的であるために目を向ける。そのため、これらはストレス源にもなりやすい。こうしたウェブサイトやアプリは、「変動強化」〔訳注/行動に対して報酬が得られる場合と得られない場合があると、その行動が強化されること〕を提供するものが多い。サイトやアプリを訪れることで、刺激的で新規のものが得られる場合もあれば、そうでない場合もあるからだ。

変動強化は中毒性を高める。そのため人はこれらの慢性ストレスの要因となる対象にはまりやすくなってしまう。ストレス源に慣れ親しんでいる場合も、ストレスは慢性化しやすい。たとえば、人は有害な人間関係に慣れると、そこにある種の居心地の良さを覚えてしまうことがある。その関係が失われると、奇妙な喪失感を味わったりする。

近年に人々のストレス源になったものの代表例として、ニュースが挙げられる。人は普段、情報を得るためにニュースを好んで見ているが、それによって自分が思っている以上にストレスを感じている。皮肉にも、ニュースを見ることで、自分や家族にとって直接関係のある身近なニュースに対処する精神的余裕が低下してしまうのだ。

ある研究によれば、ボストンマラソンの爆弾テロに関するニュース報道を6時間以上見た被験者は、テロの影響を直接受けたマラソン参加者よりも高いストレスを感じていた。[13]

別の研究によれば、米国国内のテロ攻撃に関するニュース映像を大量に見た被験者は、心的外傷後ストレス障害の症状を発症していた。[14] しかも、ネガティブなニュースを見ると、視聴者は将来さらに脅威的なコンテンツを消費するようになることがわかっている。それによって、一部の研究者が「苦悩の連鎖」と呼ぶものに拍車がかかっているのだ。

ニュースを読んだり見たりする機会が多い人は、こうした研究結果を参考にしてみよう。これはSNSなど、他の気晴らしにも当てはまる。心が刺激されるからといって、それで幸せな気分になれたり、ストレスや脅威の原因になったりしないとは限らない。むしろ、逆の作用が生じるケースも多い。美味しいコーヒーの最初の一口を飲むと、リラックスして、「アー」と声を漏らしながら安堵のため息を吐くことがある。だが、人はSNSをチェックしたときに同じことはしない。

残念ながら、人間の身体は急性ストレスと慢性ストレスを区別できず、どちらに対しても同じように反応しようとする。

人のストレス反応は、パラシュートのようにたまにしか使わないようにできている。何百万年ものあいだ、このシステムは人間が生命を脅かすような重大なストレスに遭遇したときに作動し、その後は滑空して地上に戻れるような仕組みのものとして機能してきた。

このように、成果マインドセットに突き動かされて忙しさばかりを追い求めていると、思わぬデメリットが生じる。そのために、成果が求められている状況であっても、成果マインドセットをうまくコントロールしていかなければならない。

では、どうすればいいのか？

この章の締めくくりとして、「成果マインドセット」と「生産性に関して人が自分に語っているストーリー」によって生じるデメリットを減らすための方法を2つ紹介しよう。

それはストレスを減らし、喜びを味わいやすくし、心の平穏を手にしやすくするものであり、生産性の連続体の両端から離れるのに役立つ。

その2つの方法とは、「生産性タイム」を設けることと、「ストレスの棚卸し」をすることだ。

ひとつずつ説明していこう。*

1日の始めに設定する「生産性タイム」

成果マインドセットには境界線が必要だ。「成果マインドセットに従うのはここまで」と明確に線引きをしていなければ、人生すべてがこのマインドセットに浸食されてしまう（その理由は第4章で詳しく説明する）。

僕は、自分が毎日のほとんどの瞬間を「できる限り生産的になる」というフィルターを通して見ていると気づいたあとで、生産性や成果を意識しない時間を意図的に確保して、明確な線引きをすることにした。そうすることで、所定の時間内に仕事を終わらせられると同時に、求めていた「心の平穏のための時間」をつくれるようになった。それは僕がそれまでに生産性を探求するために培ってきた考えに反していた。しかし、生産性や成果を気にしない時間を設けるのは、実に効果的だった。正直、そのことに大きなショックを受けた。

それ以来、僕は1日の始まりに、スケジュールに生産性タイムを設定するようになった。この時間帯は、仕事にも家事にも当てはめられる（当然ながら、生産性タイムの対象を何にするかは人によって異なる）。

基本的に、この時間帯には時間的なプレッシャーが伴う重要な仕事に、成果マインドセットで取り組む。生産性タイムを何時間にすべきかは、その日の仕事量や、作業の習熟度（そして、お抱えの執事がいるかどうか）などによって変わる。従来の基準の成果を重視している人ほど、生産性タイムに価値を感じるだろう。

実践するのは簡単だ。1日の始め（または前日の終わり）に、その日にしなければならない

＊これから見ていくように、慢性ストレスは本書全体を通して言及していくトピックである。慢性ストレスの要因には、中毒性のあるものや、取り除くのが難しいもの、日常生活に深く組み込まれているものなどがあるが、この章ではそれらについてすべて説明しない。この章の内容は、その手始めとなるものだ。

こと（例：会議、作業、家事など）を洗い出し、その量に応じて生産性タイムを設定する。組織で9時から5時までの仕事をしている人は、勤務時間の一部または全体（昼食や他の休憩時間を除く）が仕事面での生産性タイムになるだろう。

もちろん、生産性タイムでも思うように成果を上げられないときはある。その理由は、たとえば自分がいる必要のない退屈な会議に参加しなければならなかったからかもしれない。だが生産性タイムを意識していれば、もし「会議に参加せず、大切な仕事に取り組む」という選択肢があるのなら、次からはそれを選ぶようになるはずだ。

生産性タイムは、仕事のストレスに対処するのに役立つ。なぜなら、生産性タイムには終わりがあるからだ（たとえ猛烈に忙しく、仕事後の自由時間が1、2時間しかないような状況であっても）。自由時間には仕事から完全に離れられるので、生産的に過ごしていないことに対する罪悪感が忍び込みにくくなる。

生産性に関する考えやストレス、仕事上の不安、成果マインドセットを境界線の向こうに押しやることで、自由時間を心から楽しめるようになる。多忙な時期は、生産性タイムではなく仕事のことを頭から消してリラックスできる自由時間を明確に設定することのほうが、効果的な場合もある。「自由時間には仕事から完全に離れる」のを習慣化するに従い、この時間に罪悪感や仕事の慢性ストレスが入り込みにくくなる。

また、生産性タイムには「締め切り効果」もある。何かを完了させるまでの締め切りを設けると、腰を据えて作業に集中するしかなくなる。必要な作業時間の見積もりもうまくなり、驚くほど多くの仕事をこなせるようになる。短時間で仕事を終わらせられるので、自由な時間も生み出しやすい。生産性タイムは、様々なスキルアップにも使える。僕は写真やプログラミング言語の勉強、ピアノの練習（まだひどく下手だが）に用いている。ガチガチに緊張する必要はない。リラックスし、くつろいだ気分を保ちながら作業に取り組もう。

生産性を意識するからといって、それを過度のストレスに感じるべきではない。落ち着いて作業をすることも大切だ。原則として、作業のスピードよりも方向性に注意すること。闇雲に頑張るより、よく考えてから作業を進めるほうが結果的には効率的だ。スピードは落ちても、それを補って余りある結果が得られる。

生産性タイムは、職場や家庭での重要なタスクを対象にしよう。携帯電話やSNSなどの気が散るものは多いが、生産性タイムは人生を前進させるために大切なことに集中する時間だ。知識労働をしている人は、焦らず熟慮し、振り返りにも十分な時間をかけながら作業を進めよう。「熟慮」と「振り返り」は、知識労働で生産性を向上させるためのカギであり、戦略的に先を読んで仕事をするのに役立つ。じっくりと仕事を進めることは、結局は時間の節約になるのだ。「成果が重要なときは生産性に焦点を当て、意味が重要なときには生産性は脇に置く」

――これが原則だ。

当然ながら、このアドバイスは職種や家庭の事情に合わせて調整してほしい。たとえば取引先との夜の付き合いは、小説家よりも営業担当者のほうが多いだろう。仕事が忙しくなり、どうしてもプライベートな時間が圧迫されてしまう場合は、雑多な仕事をまとめて一気に集中して片付けてもいいだろう。急性ストレスは生じるかもしれないが、気を散らせながらダラダラと長時間働き続けて慢性ストレスを抱えるよりもマシだ。

メリハリなく長々と働くより、集中して生産的に働く時間を増やすほうがいい。まとまった時間に集中して作業すると、仕事に積極的に関われるようになり、背後にある大きな目的も意識しやすくなる。

逆に、一日中仕事のメールをチェックしていると、慢性ストレスにつながる。仕事が慢性ストレスの大きな原因になっている人は（特にきちんとした手当がもらえていない場合は）、抱えている作業の量が多すぎないか考えてみよう。仕事を通じて自分が必要とされていると感じていても、無理をすべき理由にはならない。

生産性タイムを導入することで生み出した自由時間では、リラックスしたり、人付き合いを楽しんだり、静かに過ごしたりしよう（その際、第7章で紹介する新しい時間の過ごし方が役に立つだろう）。

このときは、不安の源から離れよう。成果や生産性、結果を気にしたり、すべきことをこれ以上詰め込んだりするのもやめる。これは生産性を高めることで手にした恩恵を味わうための時間であり、「ToDoリスト」を増やす時間ではない。「セイバリング(堪能・満喫すること)・リスト」(第4章)に載っているものを楽しんでみてもいいだろう。

罪悪感は、僕たちの心を焦燥感で締めつける。それは、いま自分が生産的なことをしていないと気づくと、「こんなことをしていてはいけない。もっと身のあることをすべきだ」(時間の機会費用を考慮すべきだ)という心の声として現れることが多い。

意図的に仕事から離れることに慣れていないと、毎日自由時間を取るようになっても罪悪感がなかなか消えないものだ。これはよくある反応だ。罪悪感が生じたら、本書の後半(第8章)で紹介する対処策を試して、自由時間を台無しにされないようにしよう。罪悪感は生産性タイムにも生じる。その場合は、意図通りに最善のことに取り組んでいるかどうかを考えよう。

生産性タイムを実践しようとする人は、僕がそうだったように、「生産性タイムを設けることで仕事のストレスを仕事時間のみに閉じ込め、喜びの時間を捻出できるようになる」という事実にぜひ気づいてほしい。

以下に、生産性タイムをさらに活用するためのヒントを紹介する。

●1日に何時間の生産性タイムが必要かを把握するには時間がかかることを忘れないようにする

最初は、生産性タイムを長く見積もりすぎたり、短く見積もりすぎたりするだろう。だが次第にコツがわかってくる。仕事量や会議の数、疲労感や体調などを考慮して見積もろう。

●仕事と家庭での生産性タイムから、家庭での自由時間に切り替える際には、少し間隔を空けて余裕を持たせる

そうすることで、生産性タイムでの役割（リーダー、メンター、マネージャー、問題解決者、役員、学生など）から、自由時間での役割（親、祖父母、友人、ロールモデルなど）に移行しやすくなる。

●気になることは、「あとでやるリスト」に書き溜めておく

自由時間中に浮かんだ仕事のアイデアや、生産性タイムに浮かんだ余暇のアイデアは、その場でメモをして頭から消し去ってしまう。自由時間と生産性タイムの2つのモードを行き来する頻度が少ないほど、仕事にも集中できるし、深くリラックスできるようになる。

●いったん定めた生産性タイムの終わりがきたら、潔く仕事をやめる

1時間前にアラームをセットしておくと、最後の1時間にラストスパートをかけやすくなる。仕事の途中で仕事を中断することには、意外な効用もある。自由時間に仕事から完全に離れているつもりでも、心は無意識下でやりかけの仕事のことを考えているので、翌日に仕事を再開したときにいいアイデアが浮かびやすくなっていたりするのだ。試行錯誤しながら自分に合う方法を探していこう。

• 2つのモードの切り替え頻度は制限する

生産性タイムと自由時間を切り替える回数が少なければ少ないほど、頻繁に2つのモードを行き来することによる精神的な負担が減り、1日全体をコントロールしている感覚が高まる。また、余暇モードから生産性モードへの切り替えや、作業の切り替え、着手に時間がかかることがあるが、あまり気にしなくてもいい。これは普通のことだ。

• 生産性タイムは柔軟に設定する

働く時間を柔軟に調整できる人は、生産性タイムの設定にメリハリをつけてみよう。大量の仕事を終えた翌日は働く時間を減らすといい。先延ばしがちなタスクを抱えているときは、生産性タイムをあえて短く設定することで集中しやすくなる。

• 朝一番を生産性タイムにしない

これは強くお勧めする。朝はゆっくりと起き、くつろいだ気分で、今日1日何をしたいかをよく考えよう。起床直後にメールをチェックすることほど、自分の人生をコントロールできていないと感じるものはない。朝の余裕は、計画的な1日につながる。

●家庭では「フォーカス・スプリント（短時間の集中）」を試してみる

家事が溜まっているときは、15分間のタイマーをセットして、集中してできるだけ多くの作業をしてみよう。

15分間、一気に家事をすると、普段の2、3倍の量を終えられるはずだ。家族のために作業を途中で中断しなければならないことがあるが、それは受け入れよう。大切な家族にならば邪魔されたっていいはずだ。僕たちが生産性を高めようとしているのは、そもそも家族や大切な人のためである。子どもや配偶者からハグを求められたのなら、何よりもそれを優先させよう。

生産性タイムと、それによってもたらされる時間の枠組みは、毎日の仕事とプライベートのあいだに一線を引くための最適な方法になる。さらに、生産性タイムを設けることで、目標に向かって着実に前進しやすくなる。

生産性の神髄とは、いつ生産性に注意を払うべきかを知ることなのである。

あらゆるストレスを棚卸しする

成果マインドセットのデメリットを減らすもうひとつの方法は、「ストレスの棚卸し」だ。これは慢性か急性かにかかわらず、自分のストレス源をすべて書き出すことだ。本書を読み進めるうえで随時参照できる便利なリストにもなる。

では、実際にやってみよう。日常生活でストレスに感じていることを、すべて紙に書き出す。**その際、あらゆるストレスを対象にすること**。毎日の生活を振り返りながら考えてみよう。起床してから仕事を始めるまで（この時間帯だけでも、ストレス源は無数にあることがわかるはずだ）やプライベートな時間で、どんなストレスを経験しているだろうか。ストレスのタイプが慢性か急性かや、規模の大小は気にする必要はない。どのストレスを我慢すべきで、どのストレスに対処すべきかも考えなくていい。

とにかく、あらゆるストレス源を書き出そう。小さいが隠れたストレス源となる、つい目にしてしまうネットニュースやSNSなどの気の散る対象についても忘れずに書き出すこと。日常的に経験しているストレスを一覧にすることで、これらを一歩離れて客観的に捉えられるようになる――たとえその原因のいくつかをポジティブなものだと感じていても。

次にこれらのストレス源を、2列の表で分類する。片方の列には予防できるストレス源、もう一方の列には予防できないストレス源を振り分けていく*。予防できないストレス源は、予防できるストレス源よりも多くなる可能性が高い。これは一般的なことなので、気にしなくてもいい。

ニュースもＳＮＳもストレス源

ストレスは僕たちに忙しいと感じさせる。それは、「自分は生産的で重要な人間だ」という感覚につながる。だが、こうした成果マインドセットに常に従っていると、不要なストレスが生じやすい。だからこそ、先ほどの「ストレスの棚卸し」が効果的になる。ストレス源のリストを客観的に眺めることで、それらが自分にとって本当にどれくらい必要なのかを確かめられるようになる。

僕自身、ストレス源のリストをつくることで、いかに予防できるストレス源、特に慢性ストレスの要因が多いかに驚いた。例を挙げよう。

- **ニュースサイト**――見ると不安な気持ちになるが、とにかくチェックせざるを得ないと感じている情報に常にさらされている。
- **夜のテレビニュース番組**――寝る直前に見ることで不安な気持ちになっていた。
- **不要なメールチェック**――チェックするたびに、ストレスのたまる問題に遭遇したり、新たにやるべきことを増やしたりしていた。
- **有害な人間関係**——ある相手と定期的に関わることが大きなストレス源になっていた。
- **数字の定期的なチェック**——パフォーマンス指標（自分のポッドキャストのダウンロード数や、ウェブサイトの訪問者数、書籍の売り上げなど）を頻繁に見ては一喜一憂していた。
- **顧客（2社）**——僕がしている生産性のコンサルティング・サービスの他の顧客をすべて合わせたより、この2社から受けるストレスが大きかった。
- **ツイッター**——怒りを刺激するネガティブな情報が多い。
- **インスタグラム**——羨ましさを駆り立てられるようなきらびやかなイメージやメッセージで溢れていて、気がつくと時間を奪われていた。

＊慢性ストレスの要因のほとんどは、極端な方法を採れば予防できる。持ち家のストレスをなくしたいなら賃貸物件に住めばいいし、人間関係のストレスをなくしたいのなら隠遁生活を送ればいい。仕事でストレスを感じているのなら、財産をすべて捨てて出家し僧侶になればいい。
だがもちろん、こうした極端な方法を取ればいいというわけではない。ストレス源を取り除くことで、それ以前よりもストレスが増すこともある。そのストレス源がもたらしていたプラスの価値もなくなってしまうからだ。どのストレス源に対処すべきかを考えるときは、どれが簡単でどれが難しいかを現実的に考えよう。極端なことをすればたいていのストレス源は取り除けるが、それを実行に移すかどうかは慎重に検討すべきだ。

日常生活にどれだけ根づいているかにもよるが、こうしたストレス源をコントロールするにはかなりの労力が必要になる場合がある。フェイスブックのアカウントを削除するほど単純なことばかりではないのだ（とはいえ、僕は削除したことを後悔している人にまだ会ったことがない）。

有害な人間関係を解消するための計画を立てることは、家が散らかっていることで生じるストレスに対処するよりも難しいだろう。同様に、仕事上のストレスの大部分を引き起こしているプロジェクトから離れる方法を探すことは、仕事後の軽い趣味の集まりから抜けるよりも難しいだろう。

ストレス源を取り除こうとすることに抵抗を覚える人もいるだろう。しかし本気で心の平穏を求めるのなら、これは避けては通れない道だ。心理的な抵抗はその過程で必然的に生じるものだ。次章で詳しく説明するように、慢性ストレスは一般的に思われているよりもはるかに大きな悪影響を生じさせ得るものなのだ。

僕は、予防できるストレス源にひとつずつ対処していった。ウェブニュースのチェックや寝る前のニュース番組を見るのをやめ、朝刊を定期購読した。5分ごとにニュースサイトを更新するのではなく、1日1回、アナログ媒体によって世の中の動きをざっとチェックするようにしたのだ。SNSのアプリを開くのは、具体的かつ有意義な理由があるときだけにした。メールチェックは、生産性タイム外では1日1回にするというルールを設けた（その際、他の細々としたタスクと合わせて行なうようにした）。

これらは、口で言うほど実行するのは簡単ではない。それでも、ストレスや不安を感じたり、燃え尽き症候群の兆候が見られたりする人は、予防できる慢性ストレスの要因を日常から取り除く努力をしてみるべきだ。ストレス源のリストの中から、対処すべきものを選んでみよう。一度にいくつもする必要はない。無理なくできることから着手していこう。今は難しいと感じるのなら、心配しないでほしい。以降の章で、他の対処策を紹介する。

慢性ストレスの要因を取り除くのが難しいと感じている場合でも（その状況に慣れていたり、状況が複雑化しすぎていたりするといった理由で）、努力して実行すれば、ほぼ間違いなく大きな効果が得られるだろう。ネガティブな慢性ストレスの源をひとつ取り除けば、本当の成果を得るための時間を邪魔する偽の生産性の感覚や、次章で説明する燃え尽き症候群の原因をひとつ減らせることになる。

僕が身をもって実感したように、人は燃え尽き症候群に陥るべきではない。成果マインドセットと同じように、それは心の平穏から僕たちを遠ざけるものになる。

第2章のまとめ

- 現代人はいつのまにか「成果マインドセット」ばかりを追い求め、「生産的ではない時間」に罪悪感を覚えるようになっている。そのため、人生から喜びを得にくくなっている。
- 「心の平穏」の対極にあるものは、「不安」である。
- 「生産性タイム」と「ストレスの棚卸し」によって成果マインドセットのデメリットを取り除きやすくなる。

第3章

The Burnout Equation

燃え尽き症候群を解き明かす

慢性ストレスが続くと「無」になる

前章を読んだ後でも、日常生活から慢性ストレスの要因を取り除くための後押しが必要だと思うなら、僕が痛い思いをして学んだ教訓を紹介しよう――それは、「慢性ストレスの行き着く先は、燃え尽き症候群である」だ。WHO（世界保健機関）の国際疾病分類によれば[15]、燃え尽き症候群は「適切に管理されていない慢性的な職場ストレス」によって生じると定義されている。[*]

人は強い慢性ストレスを経験しない限り、燃え尽き症候群にはならない。だからこそ、予防可能な慢性ストレスの要因に対処すべきだ。たとえそのために努力が必要だったり、抵抗を覚えたりしてもだ。慢性ストレスを放置していると、その先には燃え尽き症候群が待っている。

前章で述べたように、ストレスの多い状況に遭遇するたびに、人間の身体はストレス反応を活性化し、ストレスホルモンであるコルチゾールを体内に放出する。このストレス反応の強度は、「ストレスにさらされている時間の長さ」と「ストレスの重大度」の2点に左右される。

たとえば、見ず知らずの250人の前で3時間講義することは、ケーブルテレビの過激なニュース番組を30分間見るより強いストレス反応を引き出す。[16] いずれにせよ、コルチゾールは脅威と見なしたものに立ち向かうために身体的な反応を起こそうとする。ストレスは単に心理的な問題ではなく、化学的なレベルで僕たちの体内で発生しているものなのだ。

心の平穏を取り戻す旅を始めてから数か月が経過した頃、ストレスや不安についてさらなる調査をしていた僕は、自分の燃え尽き症候群の状況を理解するという名目で、プラスチック製の試験管に数週間、毎日唾液を吐き続けた。

その少し前に、「マスラック・バーンアウト・インベントリー（MBI）」という燃え尽き症候群の本格的な検査を受けたところ、予想通り燃え尽き症候群と診断された。それでも自分のコルチゾール値が気になり、唾液によるコルチゾール検査も受けてみたのだ。

長期間にわたって強い慢性ストレスを経験すると（たとえば、職場で大量の仕事を任されたり、僕の場合は頻繁に出張したりした結果）、人の身体はストレス反応の煩雑な全過程を常に経験することにうんざりしてしまう。研究によれば、長期的に慢性ストレスを感じ続けると、人間の身体は「コルチゾールの産生を異常な低レベルにまで落とすことで反応するようになる」という。研究者たちは、それをまるで「人間の身体のストレス反応システム自体が燃え尽きた

＊世界保健機関は、燃え尽き症候群は職場のみの現象であると定義している。とはいえ、現代社会では仕事と家庭生活の境界線がますます曖昧になっているため、この症候群に関する知見は家庭生活にも当てはまるようになってきていると言えるだろう。

ようだ[17]」と表現している（強調筆者）。

通常、コルチゾール値は朝に最も高くなる。僕たちが朝ベッドからすっきりと起き上がれるのも、このストレスホルモンの働きがあるためだ。ストレスの多い時期にベッドから出るのが辛くなるのも、同じ理由だ。

身体は、コルチゾールの分泌量を調整している。日々のストレスによってコルチゾールが分泌されていると、身体は自然なコルチゾールの分泌を停止してしまう。研究[18]によって、燃え尽き症候群と診断された被験者は、そうでない被験者と比較して、朝のコルチゾール値[19]がはるかに低いことが示唆されている。*

唾液を用いたコルチゾール検査は、燃え尽き症候群の検査手法としては後述する「マスラック・バーンアウト・インベントリー」よりも信頼性が低いとされている。だが僕は好奇心を抑えられず、試さずにいられなかった。結果は驚くべきものだった。朝に上のグラフは、1日における正常なコルチゾールの平均的な分泌レベルを表している。朝に

＊カフェインの覚醒効果が、朝一番ではなく、午前10時半頃に摂取するほうが大きくなるのはこのためである。起床から数時間後にコルチゾール値は自然に下がっていくので、エネルギーも同様に低下する。だから、このときにカフェインを摂取するのが効果的になるのだ。

コルチゾールの1日における分泌量の推移

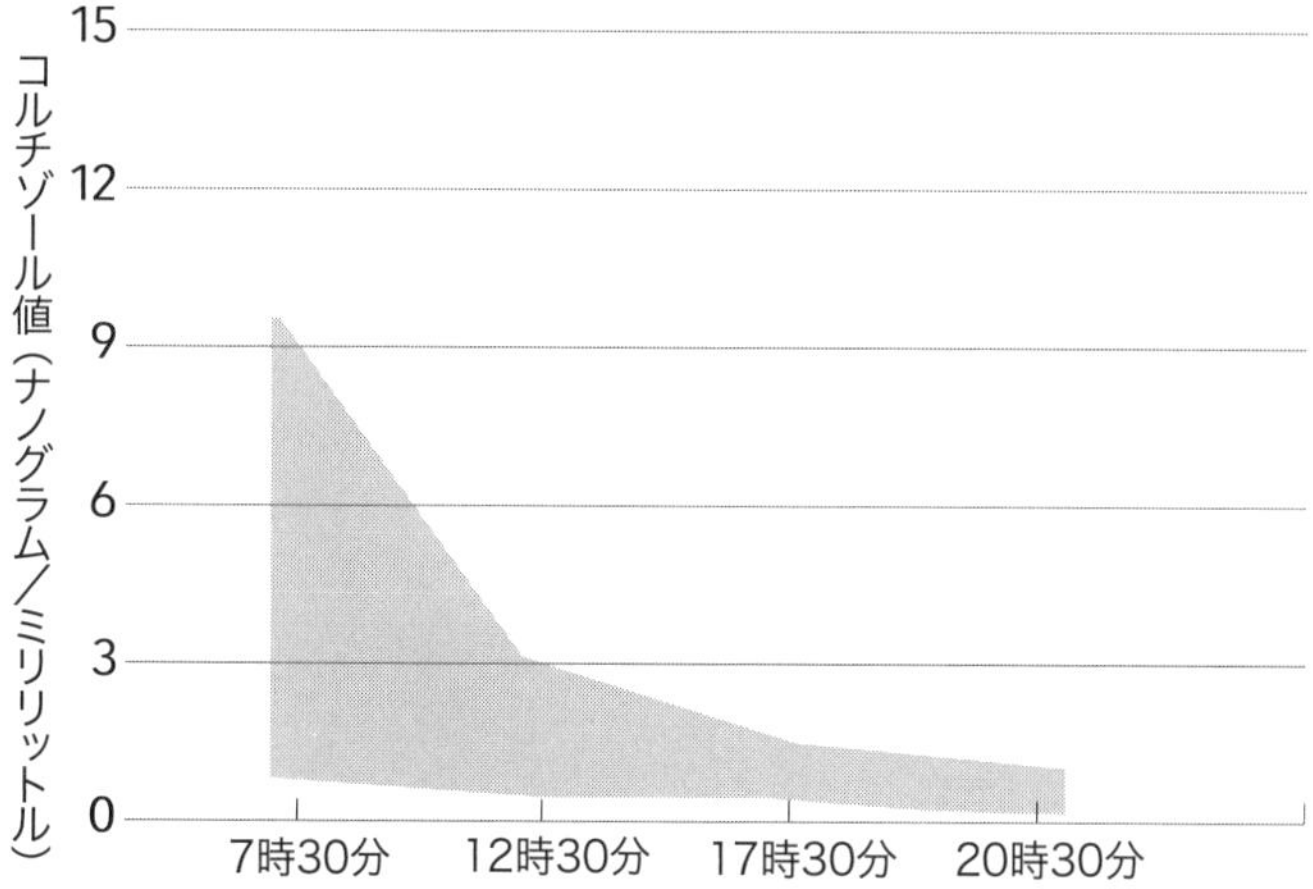

灰色の部分は正常範囲を表している。

コルチゾールの1日における分泌量の推移

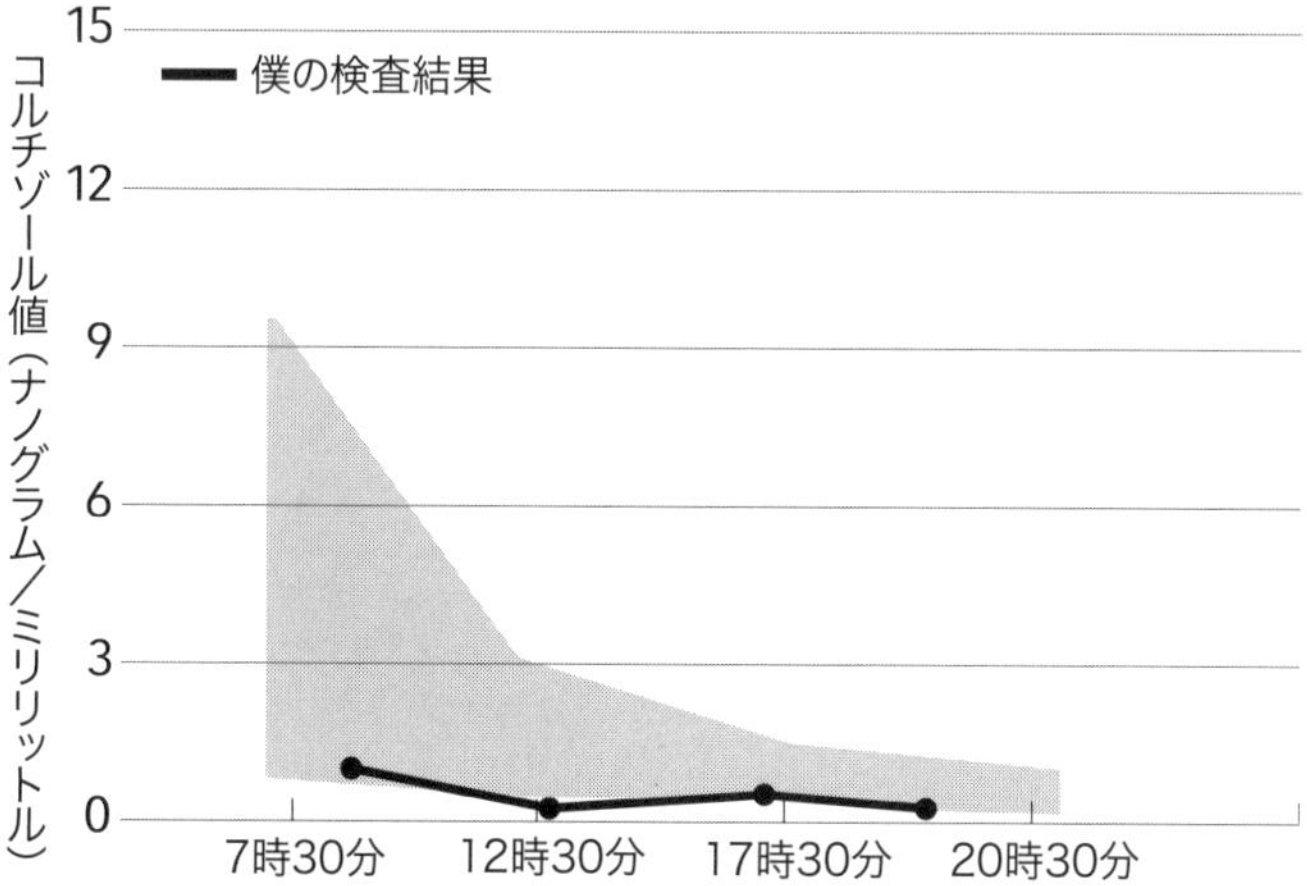

灰色の部分は正常範囲を表している。

急激に高まり、その後は徐々に下がっていく。

僕の検査結果（下のグラフ）は、これとは大違いだった。コルチゾール値は、ほとんど横ばいになっていた。

僕の身体は完全に燃え尽きていた。化学的なレベルで見ると、身体のストレス反応システムが崩壊していた。大勢の人の前で講演をする、バカンスに出かけるなどのポジティブなストレスに対しても、身体は反応を拒否していた。同時に僕の心も、自分のもとに巡ってきたチャンスに対して興奮することを拒絶していた。僕には、もう何も残っていなかったのだ。

慢性ストレスを溜め込まないように努力していたら、こうした事態には陥らなかっただろう。気がついたら、僕は燃え尽き症候群の症状から抜け出さなければならなくなっていた。

燃え尽き症候群の正体

調査をさらに進めていくうちに、燃え尽き症候群と、それがどのようにして人を心の平穏から遠ざけるのかについて、いくつかの興味深いアイデアを発見した。

そのひとつは、燃え尽き症候群の正体に関するものだ。過労は燃え尽き症候群と症状がよく似ているため、この2つはよく同じ意味で用いられる。だがその場合、燃え尽き症候群の方程式を成立させるために必要な3つの条件のうちの2つを見逃してしまうことになる。

世間一般の考えとは異なり、燃え尽き症候群は単なる過労ではない。たしかに、燃え尽き症候群には疲労や消耗、疲弊の感覚が伴う。だが、燃え尽き症候群になった人は、疲労の他にも「シニカルさ」と「非生産的な感覚」を経験している。燃え尽き症候群と診断されるには、この3つの症状がすべて認められなければならない。

ここでのシニカルさとは、ネガティブな感情を抱いたり、苛立ったり、引っ込み思案になったり、場合によっては自分がしている仕事から切り離されたような感覚を覚えたりすることだ[20]。それは「この仕事はもううんざり」という感覚の根底にあるものだ。

この燃え尽き症候群の側面は、見かけに惑わされることがある。仕事が表面的に有意義なものに見えるからといって、働くときにそれを感じられるとは限らない。

パンデミックを乗り切らなければならなかった医療従事者が良い例だ。パンデミック下では、燃え尽き症候群はまず医療現場で働く人に観察された。この仕事は表面的には有意義であるように見えるが、日々の活動を見れば慢性ストレスの要因に満ちている（もちろんこの分野には、もっと意味のある急性ストレスの要因もたくさんある）。

燃え尽き症候群のもうひとつの条件は、「非生産的」であると感じることだ。「仕事がうまくいっていない」「十分に成果を上げられていない」「私の努力は誰の利益にもなっていない」といった考えを抱くことだ。

燃え尽き症候群のこの側面は悪循環に拍車をかけやすい。つまり、燃え尽きたと感じた人ほど、意味のない忙しさに没頭するようになるのだ。生産性を高めているという偽の感覚は抱けるが、特に慢性ストレスを感じるようになるにつれて、次第に生産性はさらに低下していく。

このように、燃え尽き症候群と正式に診断するには、「疲労感」「シニカルさ」「非生産的な感覚」という3要素が揃っている必要がある。

本書が心の平穏をテーマにした本であることを考えると、燃え尽き症候群は脇道に逸れたトピックのように思えるかもしれない。研究でも、燃え尽き症候群と不安は別の概念と見なされている。

しかし、不安との関連性が非常に強いという理由だけでも、燃え尽き症候群は深く掘り下げる価値がある。ある研究によれば、燃え尽き症候群と診断された人の59％が不安障害と診断されていた[21]──おそらくこれは慢性ストレスが原因である。同研究は、不安は「脅威的な状況から身を守るものとして機能している」ことを示唆している。

燃え尽き症候群と重なる症状としては抑うつも挙げられる。本書で提案するアイデアの多くも、抑うつへの対処に役立ち得るものである。ある研究では、臨床的に燃え尽き症候群と診断された人の58%が抑うつ症状を経験していた。[22]「疲労感」「シニカルさ」「非生産的な感覚」の正確な関係性は明らかになっていないが[23]、慢性ストレスや他の生物学的要因など、共通する先行要因がある可能性は高い。

もちろん、燃え尽き症候群と正式に診断されるかどうかは別として、この3要素のうちひとつを経験するだけでも十分に辛いものである。それは、本格的な燃え尽き状態への足がかりとなり得るものである。

基本的な対処策としては、疲労を感じている場合は仕事量を減らすことだ。無気力さや非生産的な感覚を覚えたら、人間関係に目を向け、同僚と良い関係を築こうとすること。シニカルさを感じたら、自分の裁量を発揮して働ける仕事環境になっているかどうかを確認し、職場の人間関係も大切にしよう。[24]

ステージ上でパニック発作を起こすに至った自分の仕事と人生の出来事を振り返ると、小さな記憶が火花のように頭の中をちらつき、自分がいかに疲弊していたかを思い知らされた。当時は、簡単な作業を終えることが山を動かすように大変だと感じられた。

心の平穏を得るための旅で僕が常に学び直してきた教訓は、「何かがうまくいっていないと感じるふとした瞬間は、背後に重要な問題が潜んでいることを知らせるサインである」というものだ。単純な作業ですらやり遂げるのが難しく感じたり、メールの内容を何度も読み返さないと返信が書けなかったり、日曜日の夕方に翌朝仕事をしなければならないのが億劫で心が沈んでいくのを感じたりしたとき、僕たちはそこから何かを察知しなければならない。

僕がよく覚えているのは、飛行機の中で仕事をしようとしたときのことだ。目の前でノートパソコンを開き、メールに返信していたのだが、2時間のフライトのあいだ、受信トレイにある、たいして重要ではない数件のメールを何度も読み返していた。どれもごく短い返信をすればよいもので、深く考える必要はないはずだったのだが、当時はそれが世界最大の作業のように感じられた。気が重く、どうしても指が動かなかった。

機内の座席に座っていると、このフラストレーションから逃れるために気を紛らわせたいという衝動に駆られた。そして、生産的であることを感じるために忙しさに没頭しようとした。

本当なら、ノートパソコンを閉じて頭上のコンパートメントの荷物を開け、持参していた小説を取り出すべきだったかもしれない。だがその代わりに、大して重要ではない作業を何度も繰り返した。メールを何度もチェックしては、すぐに生産性の蜃気楼を保つための作業に戻った。ノートパソコンでSNSのフィードを更新しては、何か有益なことをしていると自分に言い聞かせた。こうした気晴らしが、慢性ストレスのサイクルを助長した。僕は疲弊し、非生産的な気分を味わい、シニカルになった。

締め切りに追われて仕事を終わらせなければならないときは、注意を逸らすものからはうまく逃れられた。何かをするという意思を明確にし、気の散るものに邪魔されないように仕事に集中した。でもそれ以外のときは、不要な慢性ストレスを抱えるという罠に陥っていた。特に、メールチェックのように、それをするのは妥当なことだと感じるものに対してはそうだった。慢性ストレスをできる限り抑えるために最善を尽くした後でも、自分にはもっとすべきことがあるとわかっていた。

クリスティーナ・マスラックに話を聞いたのは、そんなときだった。

誰もが炭鉱のカナリアになりうる

クリスティーナ・マスラックは社会心理学者で、カリフォルニア大学バークレー校の名誉教授でもある。彼女はまた、スーザン・ジャクソンと共に燃え尽き症候群の代表的な測定尺度である「マスラック・バーンアウト・インベントリー」を開発したことでも知られている。この尺度は科学文献で何万回も引用され、本書の執筆時点で50近くの言語に翻訳されている。僕はマスラックの膨大な研究結果を掘り下げていくうちに、燃え尽き症候群に関するいくつかの新たな考えに出会い、安堵した。

そのひとつは、個人主義とストレスに関するものだ。マスラックと話をしているうちに、燃え尽き症候群に関する一般的な理解に対して彼女が特に不満に思っていることが、慢性ストレスと同様、個人のせいだと思われていることにあることがわかった。

彼女は僕にこう言った。「燃え尽き症候群の対処策の多くは、〝これ以上どうにもならないひどい状態に陥った人を治すことであり、他の人たちにはもっと運動し、瞑想し、健康的な食事をし、睡眠薬を飲むように指示しておけばいいと考えられている節がある。でも、人々は気づいていないわ。燃え尽き症候群は個人としてではなく、集団として対処すべき問題であるということに[25]」。

マスラックは、職場で働くのが難しくなってしまった人にではなく、職場の状況を改善することに目を向けるべきだと指摘している[26]。

残念ながら、燃え尽き症候群が発生している現代の職場には、それを隠蔽しようとする風潮も見られる。それも無理はない。従業員の成果に大きな期待をかける職場では、燃え尽きは弱さの兆候と見なされることが多い。そうした職場ではたいてい、全員が限界ギリギリまで働いている。「他のみんなが熱さに耐えられるなら、あなたもできるはずだ」というわけだ。

僕たち（と僕たちの精神衛生）にとって幸いなことに、マスラックはこうした考えに強く異を唱えている。「燃え尽き症候群は個人的な疾患と捉えられ、弱さの表れとしての病状や欠陥と見なされている。燃え尽き症候群を名誉の印だと思っている人もいるけど、実際にはそれは通常、不健全な職場で働いていることの証しよ[27]」。誰かが燃え尽き症候群を経験しているなら、同じ職場にいる他の人もそうである可能性が高い。マスラックは燃え尽き症候群の発生を「炭鉱のカナリア」に喩《たと》えてさえいる。

この表現の裏にあるストーリーは興味深い。カナリアは大量の酸素を取り込めるため、他の鳥よりも高い高度で飛べる。その生物学的特性によって、息を吸うときも吐くときも酸素を取り込めるようになっている[28]。それゆえ、一酸化炭素のような有毒ガスが充満している地下の炭鉱では、この鳥は空気中にあるあらゆる毒を他の生物の2倍も取り込むことになる。一昔前は、炭鉱内にカナリアを送ることで、炭鉱作業員たちは坑内に入る前に危険を察知していた。いわばカナリアに、毒見をさせていたのだ（哀れなカナリア）。

マスラックは、炭鉱のカナリアは燃え尽き症候群の喩えに相応《ふさわ》しいという。彼女は、燃え尽き症候群の調査を実施したある職場で、チームの中で自分だけが疲弊し、シニカルになり、非生産的だと感じているのではないと知ったときに従業員が経験した驚きについて述べている。

彼女はこの職場の調査結果を、「夜遅くまで働き、仕事が終わるまで帰宅しないことは、この職場では誇らしいこととされている」とまとめている[29]。

職場の従業員に、燃え尽きの症状があると認めた人がどれだけいたかを説明すると、その場はすぐに混乱した。従業員たちは、聞く耳を持たなくなったのだ。「皆が周りを見まわし、前後左右の人たちと話し始めた」。彼女が従業員たちに客観的に職場の状況を見る機会を与えた瞬間、「彼らは問題の深刻さに気づいた」。燃え尽き症候群の最初の事例が職場で公に議論され、対処策が講じられていれば、過労の蔓延や生産性の低下を食い止められただろう。

マスラックは、いくら周りが正常だと言っていても、ある社会的な状況が制御不能に陥っていることを指摘する能力に長けている人だ。もちろん、燃え尽き症候群もその対象のひとつである。それは彼女のごく身近な、不思議な巡り合わせのもとでも発揮されることになった。

それは彼女が研究者になったばかりの１９７１年、心理学者のハーバート・フロイデンバーガーによって「燃え尽き症候群」という言葉がつくられるよりも3年前のことだ。[30] 当時、彼女はフィリップ・ジンバルドー（後の夫）と交際していた。彼はスタンフォード大学で、権力を得ることが集団のアイデンティティに及ぼす効果を調査する実験を行なっていた心理学者である。この実験では、被験者を「囚人」または「看守」に分け、模擬的な刑務所で2週間この役割を演じさせた。

この悪名高き「スタンフォード監獄実験」について知っている人なら、この実験があっという間に制御不能になったことをご存じだろう。ほどなくすると、看守役の被験者は囚人役の被験者を罵倒するようになった。囚人役の被験者は、自らを研究対象の人間ではなく、本当の囚人だと思い込むようになった。双方の被験者は自らの役割にまつわるストーリーをすぐに内面化し、それを自らのアイデンティティにした。

この実験は悲惨な状態に陥っていたが、関係者全員にとって幸運なことに、その道徳性に疑問を呈した人物がいた[31]。そう、ほかならぬクリスティーナ・マスラックだ。

実験を率いたジンバルドーは後に著書『The Lucifer Effect』(邦題『ルシファー・エフェクト ふつうの人が悪魔に変わるとき』、鬼澤忍、中山宥訳、海と月社)の中で、実験現場を見学に訪れた50人の人物について詳しく述べているが、この実験に疑問を持ち、中止を提案したのはマスラックだけだった。

彼女は、炭鉱のカナリアだったのだ。

マスラックが後に語っているように、実験の被験者たちは「自らの人道的価値観とは程遠い、冷酷な刑務所の価値観を内面化していた」のである[32]。

この監獄実験ほど極端ではないものの、成果に過度に集中すると「仕事が心身の健康に及ぼす影響」について目を逸らしがちになるという問題について考えてみよう。

僕たちは、慢性ストレスを引き起こす〝仕事の囚人〟になるのは普通のことだと感じている。また、被験者が「囚人」や「看守」といった役割をすぐに受け入れたように、仕事にまつわる新しいストーリーを簡単に受け入れてしまう。成果で頭がいっぱいになっていると、燃え尽き症候群は誰もが経験すべきことであり、仕事で与えられた役割になりきって乗り切らなければならないものだと感じられてしまう。

だがマスラックは、燃え尽き症候群はよくあることかもしれないが、それを普通のことと見なすべきではない、とはっきりと僕に言った。彼女が言うように、燃え尽き症候群を取り巻く様々な無知は、僕たちが耐えるべきものでも、我慢すべきものでもない。

燃え尽き症候群になっている、あるいはなりかけていると感じているのなら、自分のどこが悪いのかと問うのではなく、マスラックと同じように職場環境の問題点に目を向けるべきだ。

こうした環境は、心身に有害だ。前述のように、燃え尽き症候群は精神面では不安や抑うつを同時に引き起こす。また、身体面の悪影響もすぐに蓄積されることが、あるメタアナリシス（あるテーマに関する先行研究を大量に分析して、そのテーマに関する知見をまとめる研究）によって明らかになっている。[33]

このメタアナリシスでは、燃え尽き症候群に関する約1000件の研究の結果を分析し、この症候群が「高コレステロール血症、2型糖尿病、冠動脈疾患、心血管系障害による入院、筋骨格痛、疼痛経験の変化、慢性疲労、頭痛、胃腸障害、呼吸器障害、重傷、45歳未満の死亡率」など、多数の健康要因の有意な予測因子であることを明らかにした。

燃え尽き症候群はメンタルだけの問題ではない。健康面への影響だけを考えても、対処する価値が十分にあるものなのだ。

燃え尽き症候群を克服するには

では、燃え尽き症候群を克服するにはどうすればよいのだろうか？

まず、慢性ストレスを減らすことだ。燃え尽き症候群は職場の現象として定義されてきたが、個人的なストレスも燃え尽き症候群の一因となる。慢性ストレスを抑えるほど、燃え尽き症候群への対処がしやすくなる。

2つ目の方法は、「燃え尽き症候群のしきい値」を上げることである。これは、燃え尽き症候群に達する限界値としての慢性ストレスの総量である（このしきい値を上げるための方法は、第7章で説明する）。

燃え尽き症候群に陥るのは、日常生活での慢性ストレスが蓄積し、もはやそれに対処できなくなったときだ。このしきい値は、その分岐点を表している。慢性ストレスの総量がこのしきい値を超えると、人は燃え尽き症候群になってしまう。

新たな挑戦や責任、他の日常的なストレス源（頻繁な出張など）に直面するたびに、僕たちはこの燃え尽き症候群のしきい値に少し近づいていく（同時に、多くの急性ストレスも経験する。だが、燃え尽き症候群の原因になるものとしては慢性ストレスのほうがはるかに大きい)。

右の図に示すように、人生の様々な領域でどれだけのストレスを経験するかによって、慢性ストレスの層の厚さは変化する。燃え尽きていない状態では、慢性ストレスの総量と燃え尽き

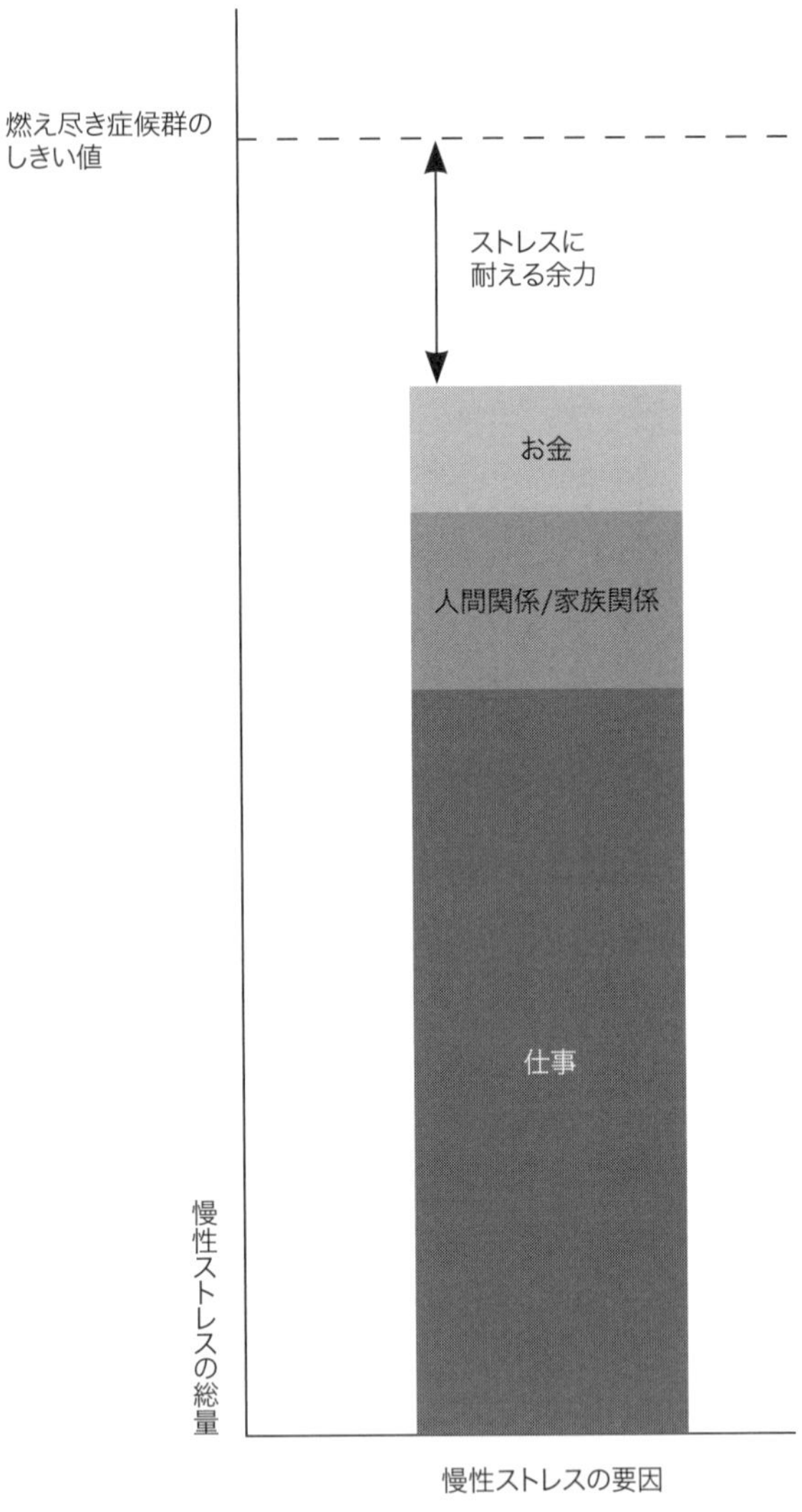

症候群のしきい値とのあいだに十分な余裕がある。さらなるストレスに耐える余力があるため、予期せぬストレスフルな出来事にも対処しやすい。

しかし、左の図のようにストレス源がひとつ増えるだけで、しきい値を超えてしまうかもし

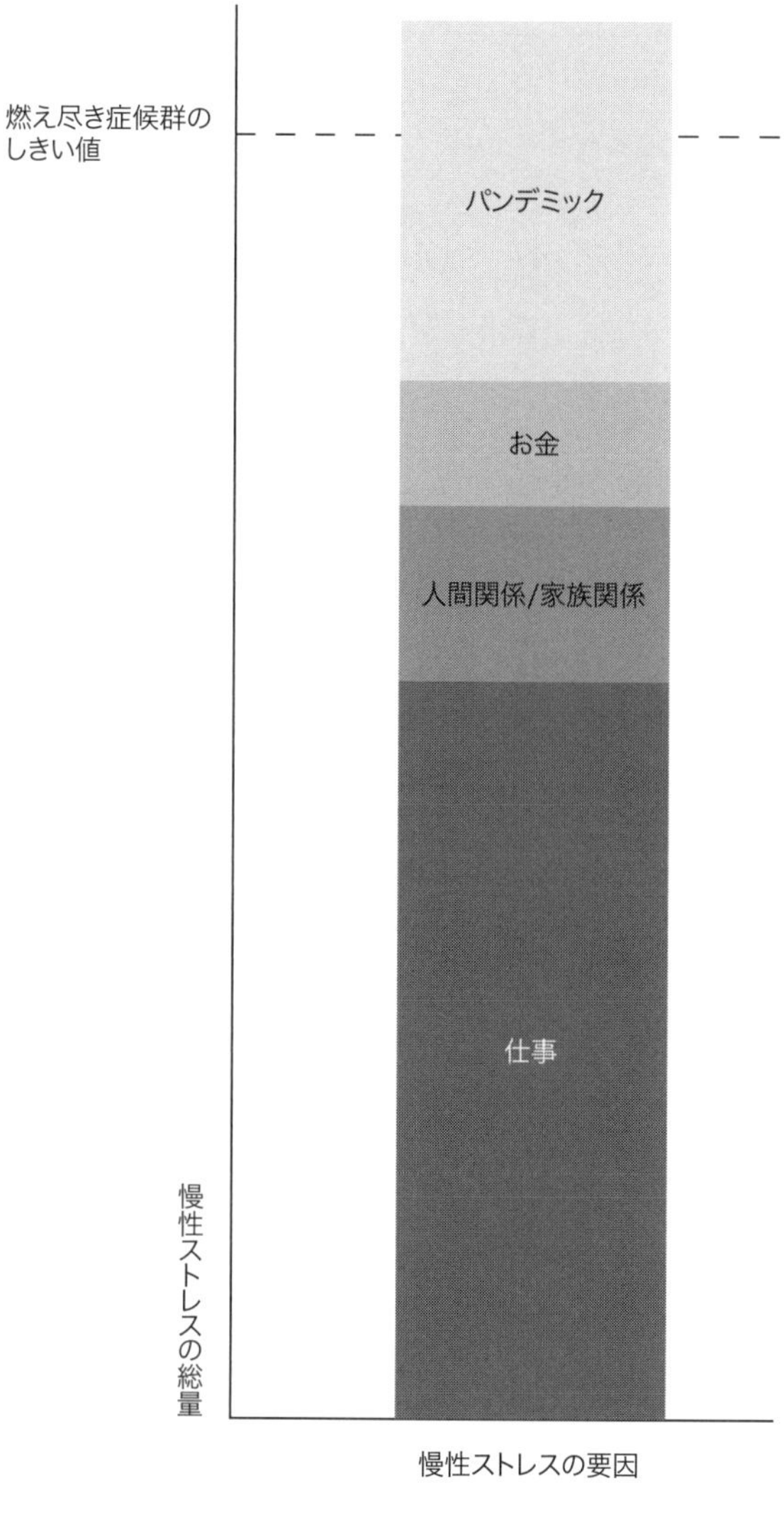

れない。たとえば、パンデミックによって生じる慢性ストレスを考えてみよう。慢性ストレスの総量が多いと、わずかに加わった新たなストレス源が、「ラクダの背骨を折る最後の麦わら」になり、しきい値を超えてしまう。

つまり、将来のストレスに対処する能力を高めるためにも、慢性ストレスは減らしていくべきなのだ。

燃え尽き症候群に至る6つの要因

燃え尽き症候群をさらに深く理解する方法がある。これは、僕がマスラックから学んだ2つ目の教訓だ。燃え尽き症候群には6つの要因がある。それぞれの要因に注目することで、自分の状況を理解しやすくなり、適切な対処策を取れるようになる。

マスラックによれば、この6要因は、仕事上の慢性ストレスの温床になりやすい[34]。この慢性ストレスが時間の経過と共に蓄積されると、燃え尽き症候群のしきい値に近づいていく。6要因のうちのいくつかで問題が生じるだけで、燃え尽き症候群に至ることがある。

あなたも複数の要因で問題を抱えているかもしれない。このセクションを読み進めながら、各要因での自分の状況を確認し、問題があると思われる要因は忘れずに心に留めておこう。この6要因は、育児中の専業主婦にも、子育てを終えたフォーチュン500企業のCEOにも等しく当てはまる。

燃え尽き症候群の6つの要因のひとつ目は、**過度な仕事量**だ。[35] つまり、仕事の負担が、持続的に働き続けられないほど大きすぎること。仕事量と疲労（燃え尽き症候群の3つの特徴のひとつ）には強い関連がある。仕事量が多すぎて、気がつくと、夜や週末、休暇中に残業していることがある。もちろん、仕事量が急に増えることはある（たとえば、納期に追われているときなど）。だが、毎日限界を超える仕事量を抱えていると、回復するチャンスが得られない。

理想的には、自分の能力を十分に発揮すれば終わらせられるくらいの仕事量があるのが望ましい。[36] そうすると、時の経つのを忘れるくらいに目の前の作業に没頭する、「フロー状態」にも入りやすくなる。

燃え尽き症候群の第2の要因は、**コントロールの欠如**だ。[37] この要因はいくつかの問題に根ざしている。たとえば、どれだけの自主性があるか、誇りに思える仕事ができる環境があるか、取り組んでいるプロジェクトに自分の意見を反映させる自由があるか、などが挙げられる。

研究によれば、コントロールの感覚が強いほど、仕事の満足度とパフォーマンスが向上し、メンタルヘルスも安定する。[38] コントロールが欠ける大きな原因に、「役割の衝突」がある。[39] つまり、2人の上司から指示されたり、複数の人に対応したり、複数の人から相反する要求をされたりして、板挟みになる場合だ。コントロールの欠如と燃え尽き症候群には強い関連性があることがわかっている。

第3の要因は**不十分な報酬**だ。[40] これは、燃え尽き症候群になる確率を劇的に高める。仕事の報酬というとまずお金のことが頭に浮かぶが、それだけではない。金銭的なもの（給料、賞与、ストックオプション）に加えて、社会的なもの（貢献に対する表彰）、内発的なもの（仕事そのものへのやりがい）も報酬になるのだ。人は、正当な報酬を与えられていないと感じると無力感を覚えるようになる。それは燃え尽き症候群の大きな原因になる。*

第4の要因は**非協力的なコミュニティ**だ。[42] これは職場での人間関係や交流の質に関するものである。人は仕事上の人間関係から、職場に貢献しようとする意欲や働く意欲を得ている。[43] 逆に、解決しない対立を抱えたり、同僚から十分にサポートしてもらえなかったり、職場環境を信頼できなかったりすると、大きなストレスになる。十分なサポートのない職場の人間関係は、生産性を低下させ、燃え尽き症候群の要因になる。「この職場には自分の居場所がある」という感覚があることが重要だ。

第5の要因は**公平さの欠如**だ。[44] マスラックは公平さを「仕事での意思決定が公正であると見なされ、従業員が敬意を持って扱われている程度」と定義している。[45]

公正な職場では昇進は公平かつ明確な基準のもので行なわれ、従業員は十分に支援され、尊重される。公正な職場は、燃え尽き症候群ではなく「エンゲージメント（熱意を持って積極的に仕事に関わること）」を促す。公平さが不足していると、シニカルさが助長されてしまう。

第6の要因は**価値観の衝突**だ。[46] 人は価値観に沿った仕事には、情熱を持って取り組める。自分の仕事が自分の価値観と結びつくと、価値観を行動で示せるような気がして、仕事がより有意義に感じられるようになる。

理想的なのは、仕事から目的意識が得られることだ。お金以外の何かで仕事やキャリアに魅力を感じている人は、自分の本当の関心事と仕事が一致する感覚を味わうことが多いのではないだろうか。逆に会社の価値観に共感できなければ、仕事に意義を見出しにくくなり、燃え尽きやすくなる。

研究によれば、価値観は、自分と仕事を結びつける重要な動機づけになる。[47] ポイントは、自

＊管理職の人は、チームの健全な空気を保つために、良い働きぶりをしている部下には心からの賞賛を与えよう。[41] ごく当たり前のことかもしれないが、あらためて心がけるだけの価値はある。上司は、部下を十分に褒めていないのだ。

ある調査によれば、管理職が四半期に4回ほめ言葉をかけるだけで、新入社員の定着率を平均80％から約96％に高められる。中途退職者の欠員を埋めるための採用コストを考えると、これらの4回の賞賛で、チームの経費を1回あたり1万ドル近くも節約できる。ただしご想像の通り、賞賛は本心からのものでなければ効果は薄い。うわべだけの言葉で褒めていると、相手に見破られて逆効果になる場合もある。

分の仕事が本当に意義のあるものだと感じられるかどうかだ。これは、会社の理念を表す（ときに理想的にすぎる）ミッションステートメントをただ受け入れることよりも、はるかに重要な問題である。

これらの6つの要素は、僕たちの仕事や、さらには日常生活にも深く根ざしている。燃え尽き症候群に陥ったら、この6つの観点から働く環境の改善に取り組んでみよう。6要素のほとんどでストレスを感じているような環境では、燃え尽き症候群を解決することは現実的にかなり難しくなる。その場合は、自分を大切にしてくれる職場を探して転職することも選択肢に入れたほうがいいだろう。*

これらの要因のほとんどは同じ職場にいる誰にも当てはまるものだ。あなたが忙しすぎ（仕事量）、発言権が少なく（コントロール）、職場での人間関係が疎遠（コミュニティ）だと感じているのなら、同僚も同じように感じているだろう。

とはいえ、この6つの要因の中には個人差があるものもある。たとえば、価値観だ。人によって価値観は違う。コミュニティの良好さや温かい人間関係を重視している人は、競争の激しい環境に身を置いていると疲れ果てて離職してしまうかもしれない。だが、こうした競争的環境を好む人もいる。

このように、燃え尽き症候群になることは、その職場環境が従業員の心の健康や幸福度に悪影響を及ぼしているためである場合も、その仕事が自分の個性や価値観に合わないだけという場合もある（職場環境が有害なのか、それとも自分と職場の相性が悪いだけなのかを深く掘り下げたいのなら、燃え尽き症候群が蔓延しているかどうかを突き止めるために、職場で相談できる相手や同僚を探してみるといい。そのような人物が存在しない場合は、「自分よりもこの仕事に適した人なら、どれくらい自分と同じストレスを感じるだろう？」と考えてみよう）。

仕事との相性は燃え尽き症候群とは無関係の場合もある。燃え尽き症候群の症状が当てはまる、あるいはこのままだと燃え尽き症候群になりそうだと感じたら、仕事で消耗しないような働き方を探る必要がある。6つの要素のうちどこが問題になっているかを考えよう。どの要素で苦しんでいるのかを把握したら、状況の改善策を探ったり、現状を凌ぎながら転職の機会を窺ったりするための計画を立てよう。

＊部下が燃え尽き症候群になってしまった場合、管理職は、「自らがリーダーとしてつくった職場環境は有害で、チームは不健全なレベルの慢性ストレスに直面している」という、厳しい現実に向き合う必要があるかもしれない。従業員の幸福度と健康度を向上させるために、燃え尽き症候群の6つの要因をひとつずつ検証しながら、チーム内のどこに強い負担がかかっているのかを考えよう。

これによってチームの生産性も向上するが、当然、重視すべきは従業員のメンタルヘルスのほうだ（特に、仕事量、コントロール、価値観に注意を払おう。研究によって、まずこれらの改善に着手するのが効果的であることがわかっている）[48]。

まずは、以下のことから着手してみるといいだろう。

- 仕事量、コントロール、報酬、コミュニティ、公平さ、価値観といった各要素からどれだけストレスを受けているかを、10段階で評価する。
- 6つの要素で直面している構造的な問題のうち、どれが改善可能で、どれが改善不能（ゆえにその有害な職場を辞めるべき）かを明らかにする。
- 全体的に慢性ストレスを感じている場合は、その仕事に自分がどれだけ適しているかをよく考える。

時には、今いる場所で働き続けるしかないこともある。毎月の生活費を稼がなければならないし、転職するにしても、同業他社も同じように従業員の待遇がよくないかもしれない。しかし、どの企業も今と同じようなひどい職場環境ではないと仮定するならば、ひどい状況から抜け出すためのチャンスはいつか巡ってくるはずだ。

また、今の会社で労働環境の改善に取り組むことは、自分自身だけではなくチームの他のメンバーにとってもメリットがもたらされる。どのみち退職を考えているのなら、試してみる価値はあるかもしれない。マスラックの研究が示しているように、同僚もあなたと同じようなストレスを感じている可能性は高いからだ。
生産性を高めるために心の平穏が欠かせないのなら、人を燃え尽きさせてしまうような仕事の先には行き詰まりが待っている。

自己点検でストレス源を探す

僕自身の場合、燃え尽き症候群の6つの要素のうち、当てはまるものとそうでないものがあった。同じようなケースの人は多いはずだ。

明らかな問題は、仕事量だった。主な原因は、請け負うコンサルティング案件の数が多すぎたこと。誰でもそうだが、燃え尽き症候群になりそうで、仕事量が大きな問題だと思っているなら、何らかの対策を講じるべきだ。これは、燃え尽き症候群を克服するために医療の専門家が推奨する代表的な臨床的介入方法だ。慢性的な仕事のストレスを減らすための最善策は、そもそもストレスを経験する機会を減らすことなのだ。

その実践方法をひとつ紹介しよう。まず、過去1か月間の仕事の内容をすべて書き出す。
次にそのリストから、チームへの貢献が大きな3つの活動を選ぶ（4つ以上選んではいけない）。この3つの活動は、あなたがもらっている高い給料（願わくは）に見合う仕事をしていることを示すものになる。少なくとも、それはあなたの仕事の核である。残りの作業は副次的な仕事であると見なせるため、可能な場合はやめたり、誰かに任せたり、作業量を減らしたりできると考えられる。

燃え尽き症候群に悩まされたときは、自分の仕事のうち本当に重要なものは何かを明確にするために、上司と一緒にこの活動をしてみよう。自分が担当している仕事のうち、どの作業がストレス源になっているかを10段階で評価し、最も問題のある作業をやめるか、誰かに任せるか、減らせないか検討しよう。

一時的な対策としては、1日の中で隙間時間を見つけて、心を落ち着けることだ。生産性を重視する時間帯にも、休憩時間を入れるようにしよう。こうした工夫によって、仕事量に関係なく、仕事から離れて息抜きができる。電子メールの自動応答機能を活用することも効果的だ。急ぎの用事がある相手には、電話してもらえばいい。前章で説明したように、1日の中に生産性のことを考えない時間を確保すれば、長い目で見れば生産性は向上する。

仕事量の問題以外では、主に独りで仕事をしている僕にとっては、身近に同僚のコミュニティといったものはなく、コンサルティングの仕事では自分が引き受けるプロジェクトをほとんどコントロールできないように感じていた（燃え尽き症候群の6つの要素で重要なのは、物事がどれだけうまくいっているかを自分がどう認識するかだ。たとえば、僕は自分が思っている以上に実際には仕事をコントロールしていたが、そうではないと感じていた。燃え尽き症候群では、現実よりも本人の認識が重要になる)。

幸い僕は自営業者なので、状況改善の計画が立てやすかった。燃え尽き症候群の原因が仕事だと分析したあとは、コンサルティングの案件は、心からワクワクしたり、興味深いと感じたもの以外は請け負わないようにしたりした。罪悪感を覚えないようにしながら、思い切って断った。収入は下がったが、出張による慢性ストレスを減らせたほうが重要だった。

エグゼクティブ向けのコーチング・サービスも、最も相手の役に立ち、共に成長できるようなクライアントの仕事に絞った。そうやって時間的な余裕をつくることで、もっと多くの人に役立つ(少なくともそれを目標にした)執筆や調査、学びに全力を注げるようになり、そのすべてにやりがいを感じるようになった。全体的な仕事量が減ったことで、仕事の有意義さは増した。

また、コミュニティの感覚を高めるため、個人で仕事をしている起業家たちとグループをつくり毎週連絡を取り合って、お互いに目標に向けた進捗状況を報告するようにした。在宅で働く人が増えている現在、仲間とのコミュニティ意識を育むことはますます重要になっている。

仕事量を減らしただけでなく、こうした変化を起こしたことで、自分で仕事をコントロールできている実感が高まり、仕事のやりがいも深まり、コミュニティとつながれるようになった。

僕は新たな挑戦に向かうための余力とエネルギーを手に入れた。まだ慢性ストレスが残っていて、それを抑えなければならなかったが、少なくとも心の平穏に向かってさらなる一歩を踏み出せた。慢性ストレスのレベルを、燃え尽き症候群のしきい値よりもかなり下げられた。

たいていの人は、燃え尽き症候群の6つの要因のうち、うまくいっているものとそうでないものを抱えている。疲労感やシニカルさ、非生産性な気分を感じていても、6つの要因すべてで苦しんでいるとは限らない。たとえば、ひとり親として子育てをしている非営利団体の管理職は、仕事量とコントロールの面では苦労しているが、価値観、コミュニティ、公平さ、報酬の面では恵まれていると感じているかもしれない。高収入を稼ぐことを一番の目的にして働いている独身の多忙な株式トレーダーは、報酬とコントロールは大きい一方で、膨大な仕事量を抱え、自分が大切にしている価値観を仕事で実践している感覚が希薄で、良好な人間関係を築くのが難しいと感じるかもしれない。

慢性ストレスや不安と同じく、燃え尽き症候群になるかどうかは収入の多寡や仕事の成果に左右されるわけではない。重要なのはこの章で説明した6つの要因だ。

完璧な人などいない。慢性ストレスは有害だが、仕事中にある程度のストレスを感じるのは普通のことだ（ただし、第7章で説明するストレス解消法で解決できる量であることが望ましい）。また、慢性ストレスが急増する時期があるのも普通のことである。たとえば、会社の転換期や、新しいプロジェクトを立ち上げたとき、世界的なパンデミックの最中に何件ものビデオ会議をはしごしなければならないときなどだ。

これらも基本的に問題はない。誰の人生にも、ストレスに満ちた多忙な時期はあるものだ。ただ覚えておいてほしいのは、仕事上の慢性ストレスの要因のほとんどが改善できないもので、そのストレスに終わりが見えない場合は、その状況から抜け出すか、できる限りのことをして状況を変える必要があるということだ。一番避けたいのは、身体が正常なストレス反応をしなくなってしまうことだ。

燃え尽き症候群の6つの要因についての自分の状況を、定期的にチェックするようにしよう。僕も燃え尽き症候群を経験した後は、半年ごとに定期的に自己点検の機会を設けている。もちろん、ネガティブな気持ちになったり、強い疲労を感じたり、非生産的な気持ちになったりしたときはいつでも、その都度自己点検しよう。

定期点検の結果を時系列に沿って観測することで、正しい方向に向かっているかどうかを確認できる。6つの要因はどれも慢性ストレスの温床となっているため、その定期点検は心の平穏を得るために欠かせないものだと言えるだろう。

第3章のまとめ

● 燃え尽き症候群と診断されるには、「過労」「シニカルさ」「非生産的な感覚」の3つの要素が揃っている必要がある。

● 「炭鉱のカナリア」のように、誰かが燃え尽き症候群になっていたら、それは職場全体の問題と考えるべきだ。

● 燃え尽き症候群を克服するには、「過度な仕事量」「コントロールの欠如」「不十分な報酬」「非協力的なコミュニティ」「公平さの欠如」「価値観の衝突」の6つの要因にひとつずつ対処していくことが重要である。

第4章

The Mindset of More

「もっと」を追い求める弊害

チェスのゲームが終われば、キングとポーンは同じ箱に戻る。

——出典不明

本書ではこれまで、境界線を設けずに際限なく成果マインドセットに従い続けることが、いかに大きな罠になるかを詳しく見てきた。

境界線のない成果マインドセットは、喜びを減らし、忙しさを増し、慢性ストレスをもたらし、燃え尽き症候群に陥る確率を高める——これらはすべて、心の平穏を遠ざけるものだ。もちろん、成果マインドセットだけがこうした悪しき状態の原因であるわけではないが、それはこの火に油を注ぐものになる。

僕は、慢性ストレスや燃え尽き症候群、不安がいかにありふれたものであるかを観察しながら、さらに問題を深く掘り下げていった。成果マインドセットは人の行動の多くを左右するが、そもそも何が僕たちを成果マインドセットに導いているのだろうか?

成果マインドセットの根底にあるのは、僕たちが「もっと」を執拗に追求することにある。それは、どんな状況でも、どんな犠牲を払っても「もっと」を求めようと僕たちを駆り立てる態度のことだ。僕はこれを「モア(もっと)・マインドセット」と呼んでいる。成果マインドセットは、この「モア・マインドセット」のひとつの現れにすぎない。

このマインドセットが行き過ぎると、「もっと」が日々を測る物差しになってしまう。「もっとお金を稼げたか?」「もっとフォロワーを増やせたか?」「もっと生産性が向上したか?」。もちろん、人類が「もっと」を求めて絶え間なく努力してきたからこそ、今の世界は成り立っている。だが、人は「〝もっと多く〟を求め続けることは、本当に良い人生につながるのだろうか?」と立ち止まって考えようとしない。

このマインドセットがどれだけ世の中に広く浸透しているかを示す証拠として、僕たちがどれだけ頻繁に矛盾するものを追い求めて、寝技でお互いの身体を複雑に絡ませ合う柔術の選手みたいに、不思議な二重思考に陥っているかを考えてみよう。

- もっと健康になって、6つに割れた腹筋《シックスパック》を手に入れたいが、お気に入りのフードデリバリーアプリを使ってもっと中華料理を注文したい。
- もっと大きな家に住んで、もっと質の良いモノに囲まれて暮らしたいと思っているが、優雅な老後生活を過ごすために、もっとお金を貯めたい。
- もっと自由な時間が欲しいが、もっと仕事の生産性を高め、もっと成功したい。
- もっと幸福で、もっと有意義な人生を求めているが、今この瞬間にできる限りもっと多くのことを詰め込みたい。

何が問題かはすぐにわかる。そう、「もっと」は幻想であることが多いのだ。

僕たちは、常に「もっと」を追い求めれば、もっと豊かになり、有名になり、健康になれると想像する（肉体を究極まで鍛え、レスラーとしてだけではなく、俳優としても大成功を手にしたプロレスラー、ドウェイン・〝ザ・ロック〟・ジョンソンに、誰かこのことを伝えるべきだ）。また僕たちは、いつでも、もっと大きな家に住みたい、もっと新しくてピカピカのＩＴ機器が欲しい、などと思っている。しかし実際には、目標には終着点が必要だ。その終着点とは、人生に大きな違いをもたらす時点のことだ。終着点のないゴールは幻想に過ぎない。

世俗的な所有物を手放せとか、成果を追い求めるのをやめるべきだと言っているわけではない。多くの場合、「もっと」を求めて努力をすることには価値があるし、妥協すべきではない。

しかし、現代社会のデフォルトの優先順位が自分に合っているかどうかは、よく考えてみる価値がある。もしそうだと判断すれば、少なくともその判断は社会に押しつけられたものではなく、自分で下したものだと納得できる。努力する価値があるのは、恋愛、経済的自由、余暇など、ごくわずかしかないと判断する人もいるだろう（僕を生産性へと駆り立てているのは余暇だ。怠け者なので、自分の楽しみのための時間がもっと欲しいのだ）。

社会が決めたデフォルトの目標を鵜呑みにせず、自分の価値観に合うものを選んで、残りは手放そう。自分にとって努力する価値があるものが何かを判断したら、計画を立てよう。その計画には、終着点をはっきりとさせること。

いずれにせよ、何が自分の行動の原動力になっているのかは、じっくりと考える価値のある問題だ。僕たちを駆り立てる力がどこかに隠されていて、周りの世界に埋もれて見えない場合には、なおさらである。

「もっと」と求めることの代償

モア・マインドセットを避けようとすることは、心の平穏の追求とは関係のないことのように思えるかもしれない。だがこれは、不安を減らすためには欠かせないことだ。それは2つの理由から説明できる。「もっと」の追求は慢性ストレスにつながり、同時に神経伝達物質のドーパミンを中心とした生活を促すのだ（後述するように、ドーパミンは心の平穏をもたらす脳内のネットワークを不活性化する）。

「もっと」を際限なく追い求めるのは空しいということを理解できる人は多いだろう。だが、**「もっと」には思わぬ代償が伴う**ことはあまり理解されていない。

たとえば、職場で大きな責任を担えば、燃え尽き症候群になるリスクが高まる。好きなだけ食べれば、脂肪がついて不健康になる。大きな家を買えば、ローンが増えて経済的自由がなくなる。郊外に家を建てれば、通勤時間が増えて毎日のストレスになり、家のメンテナンスの手間も増える。身体を鍛えて最高の体型を維持しようとすれば、家族との時間や本の執筆など、他のことに費やせたかもしれない膨大な時間と労力をトレーニングに捧げなければならない（加えて、好きなものを好きなだけ食べることもできなくなる）。

どこを終着点にするかの基準はそれぞれの目標や価値観によって異なるが、一般的な指標にできるものもある。

たとえば、「世帯年収が7万5000ドル前後になると幸福度は横ばいになる」という研究結果がある。[49] これは、世帯年収がこの額に達したらそれ以上年収を上げる努力をやめるべきだということではない。しかし、この時点を過ぎてさらなる努力をすることの代償には留意しておくべきだ（またこの例では、住んでいる地域の物価も考慮する必要がある）。「何事も一定以上得ると、効果が薄れる時点がある」ことは、常に意識しておこう。

「もっと」を求めることが自分の価値観に即していて、付随する代償に耐えられるのであれば、そのために努力する価値はある。だが残念なら、実際にはこれと逆のケースが多い。

「決して十分の状態に達することはない」というストーリーを受け入れてしまうようになることも、モア・マインドセットが慢性ストレスの要因となる理由だ。これがこのマインドセットの面倒な部分である。どんなに何かを成し遂げ、成果を積み重ねても、まだ足りないと感じるのだ。この絶え間ない渇望は、決して満たされることのない不満を生む。どれだけ持っていても、もっと欲しいと思ってしまう。

このことをよく示しているのが、被験者に「どのくらいのお金があれば幸せになれますか？」と尋ねた研究だ。[50] 平均すると、被験者は今よりも50％多くのお金が欲しいと答えた。だが重要なポイントは、それが収入の多寡とは無関係だったことだ。数百万ドルの資産を持つ富裕層も、今より50％多くのお金を欲しがっていた。

僕も、低収入の人よりも不幸な高収入の人を大勢知っている。興味深いことに、このことは「セイバリング（savoring）」という分野（詳しくは後述する）での研究によっても示されている。

セイバリングとは、人生のポジティブな経験に目を向け、その価値を味わう（堪能する、満喫する）心の能力のことだ。[51] 全体的に、裕福な人は、人生のポジティブな経験を味わう能力が低くなることがわかっている。ある研究によれば、単に富を連想するだけで、人生の出来事を楽しむことが著しく少なくなるという。[52] 現在に目を向けるのではなく、自分が持っていないものに気を取られて、「もっと」欲しいと思ってしまうからだ。

ここで、お金を多く手に入れるという考えが、どのように人の幸福をハイジャックするかを説明するための面白いシナリオを紹介しよう。もし、「年収75万ドル（しかも税引き後）というとてつもない高収入だが、その仕事をすると生涯、著しく幸福度が下がることが保証されている仕事」をオファーされたら、あなたはそれを受けるだろうか？

悩む必要もないのではないだろうか。だがモア・マインドセットを追求するのは、多かれ少なかれ同じ問題を突きつけられるということなのだ。

モア・マインドセットは、どれだけのお金を持っているか、どれだけの成果を上げているかは気にしない。気にするのは、「もっと」を求めることだけだ――たとえそれが不安につながったり、心の健康を損なったりしても。

ここでもうひとつ考えてみよう。もし、周りに対して見栄を張るのを一切やめるとしたら、あなたが使うお金はどれくらい減るだろう？

ステータスは消費を促す――これは、僕が「もっと」を追い求めていた過去の自分を振り返ったときに気づいたことだ。認めるのは自分にとっても他人にとっても辛いことだったが、モノを買う目的が、必要だからとか、生活が豊かになるからというよりも、他人に見せびらかすためになっていた時期があった。「もっと」は常に僕を優越感に浸らせてくれた――だが結果として出費がかさみ、慢性的なお金のストレスを長期的に抱えることになった。ステータスを追いかけ続けていると、今手にしているものを楽しめないのだ。

僕の携帯電話に対する考え方もこのことをよく表していた。僕は昔からかなりのテクノロジーオタクで、可能性の限界を押し広げるような最先端のテクノロジー企業の動向に注目していた。

しかしある時点から、僕は最新の携帯電話を所有していることとステータスを同一視し始め、どれくらい新しく高級な機種を持っているかどうかで人を判断するようになった。毎年、最新の機種が発売されるたびに、自分の携帯電話の価値が下がったような気がした——ポケットのなかにある携帯電話は、何ひとつ変わっていなかったにもかかわらず。そんな馬鹿げた基準で人を判断していることに気づき、自分を恥ずかしく思った。

とはいえ好むと好まざるとにかかわらず、これは誰にでも多かれ少なかれ当てはまるものだ。人は皆、所有物を通じて相手のステータスを測るといった、どうでもいいような基準でお互いを品定めしている。他人の服装にすぐに目をやるし、初対面の相手にはその人のステータスを自分のステータスと比べようとする（「お仕事は何を？」）。

こうした場で優越感を覚えると、幸福感を促す化学物質セロトニンが脳内で分泌される。けれども常に他人と自分を比較していると、慢性ストレスにもつながりやすくなる——自分に何かが欠けていると思ってしまうからだ。

「もっと」は、目に見える違いをもたらさないことが多い。携帯電話のカメラが2つでなく3

つだったり、家の暖炉が1基ではなく2基だったり、ソファに冷蔵庫が内蔵されていたりしても、たいした問題ではない。上質なモノを持つのはいいことだと自分に言い聞かせていても、本当はそうしたちょっとした贅沢品を買うことで、「もっと」多くのものを手に入れたいだけなのだ（もっとも、個人的な好みを言えば、冷蔵庫内蔵型のソファは買ったことがないし、これからも絶対に手は出さないだろう）。

自分と他人を比べようとする欲求は人間本来のものでもある。社会比較理論の創始者である社会心理学者のレオン・フェスティンガー[53]が提唱したように、人間には他人を物差しにして自分自身を理解したいという先天的な欲求がある。モア・マインドセットは、これに拍車をかける。その結果、他人と自分を比べたいという欲求が強く起こり、自分の内側から生まれる内発的な動機より外界からの働きかけによって生まれる外発的な動機が重視されるようになる。

これは現代社会でお金や地位、他者からの評価といった資質が、優しさや親切心、つながりといった資質——これらも成功に寄与しているにもかかわらず——よりも重視されがちであることともつながっていると言えるだろう。

財産や成果、見栄えのする人生など、外発的なものを求めていけば成功しているように見えるかもしれないが、どれだけ心の平穏を感じているか、人生をどれだけ本当に楽しんでいるかなど、内発的なものを大切にしていると、成功していると感じることができる。結局、誰もあなたが大きな家に住んでいることや、会社の役員をしていることなど気にしていない。内発的なものに集中すると慢性ストレスが大幅に減り、燃え尽き症候群になりにくくなる。

作家のセス・ゴーディンは、「自分のコントロールが及ばない成果を仕事の燃料にしていると、燃え尽きるのは避けられない。その燃料は補給できないし、燃えると厄介な残留物が生じるからだ」と書いている。[54]

詩人のマヤ・アンジェロウの言葉を借りれば、[55]人はあなたがどれだけのことを成し遂げようが、あなたが自分より多くのものを手に入れようが、気にしない。彼らはただ、あなたからどんな感情を抱かせられたかを気にするのだ。

不満の化学物質「ドーパミン」

モア・マインドセットがもたらす代償も、このマインドセットから生み出される成果マインドセットの代償も大きい。だが、常に「もっと」を求めていると、心理面だけではなく、その基盤となる生理面にも影響が生じる——すなわち、日常生活が神経伝達物質ドーパミンを中心に回ることになるのだ。ドーパミンが過剰に分泌されると、穏やかな気分は損なわれ、不安が高まり、皮肉にも長期的には生産性が下がってしまう。

ドーパミンはあまり評判の良くない化学物質だ。[56] しかし、誤解も少なくない。これは「快楽の化学物質」と呼ばれているが、それは厳密には正確ではない。たしかに、ドーパミンは快楽的なものと関連している。なぜなら人が進化的に報酬を得やすいような行動を取るたびに、脳はこの化学物質を分泌するからだ（それはスリルのような興奮した感覚を誘発する）。

たとえば、恋愛相手を見つける、甘いものを食べる、所有物を増やすといったことだ。だが実際には、ドーパミンは快楽の化学物質というより、期待の化学物質である。[57] つまり、人が「これをしたら幸せになれると思うような行動を取る原動力が、ドーパミンなのだ。ドーパミンそれ自体が幸福につながるわけではない。

研究によれば、脳は人が何か楽しいことをしようとする直前、つまり快楽が近づいてきているのが確実なときにドーパミンで報酬を与える。[58] 脳はこのようにして、刺激的な行動とドーパミンの急増を関連付けることを学習しているのだ。刺激的な行動を取り、ドーパミンのラッシュ（急増）が起こるとき、心の底で「そう、これだ！」と叫ぶ声が聞こえるように感じられる。このドーパミン・ラッシュによって、ドーパミンを促す習慣が強化される。

このドーパミンの声は、メールのチェックやニュースサイトの更新をするときのように、かすかにしか聞こえないときもあれば、自分のインスタグラムの投稿にテイラー・スウィフトのような有名人からコメントされたときのように、はっきりと聞こえることもある。ただし、普段は心の奥底に潜んでいて、進化的に人類の生存の可能性を上げることに役立ってきた行動を取るように僕たちを促そうとしている。

ドーパミンは、モア・マインドセットの神経学的な基盤になっている。

僕がこの章の執筆のために取材をした『The Molecule of More』（邦題『もっと！：愛と創造、支配と進歩をもたらすドーパミンの最新脳科学』梅田智世訳、インターシフト）の共著者ダニエル・リーバーマンは、「ドーパミンには極めて特殊な仕事がある。それは、将来利用できそうなものを最大化することだ」と述べている[59]。

さらに、この化学物質は「永続的な不満を助長する」のだという。前述した、あと5割豊かになりたいと願う大富豪を思い出してほしい。ドーパミンに煽《あお》られると、何かを手に入れても、もっとそれを求めるようになるのだ。

このようにして、モア・マインドセットを促すドーパミンは別のサイクルを生み出している――そう、不満のサイクルだ。

研究によれば、ドーパミンは僕たちに「より多くの成果」と「より多くの刺激」という、心の平穏を乱す2つのものを切望させる。

本書ではここまで、成果に注目しながら考察を進めてきた。僕たちが大きな成果を得ようとして努力すればするほど、その行動はドーパミンによって突き動かされるようになる。

これは特に、「生産性タイム」や「刺激断食（第6章）」といった方法で、ドーパミンに促される行動を一定の時間帯に閉じ込めようとしていない場合に当てはまる。どんな成果にもなんらかの代償が伴うものだが、願望を持つこと自体が悪いわけではない。目標を持つのは良いことだ。最重要の目標に向かって努力することで、自分が何者で、何を大切にしているかに忠実になりながら、良い人生を送れるようになる。

だがある時点を越えると、野心が人生のあらゆる領域に広がっていくようになる――状況に関係なく常により多くを追い求め、外発的に動機づけられた成功を得るよう駆り立てられてしまうのだ。絶え間ない野心は、心の平穏を損なう。

野心もまた、魅力的で、不思議なほどに誤解された現象である[60]。研究者のティモシー・ジャッジとジョン・カマイヤー＝ミューラーは、野心を「成功や成果、達成に向けた、持続的かつ一般化された努力」と定義している。

野心は必ずしも悪いものではない。家族や地域社会などを含む周りの人たちのために成功を役立てるのは素晴らしいことだ。それに、さらなる成功を目指して努力するからといって、人生のあらゆる領域でより多くを目指して努力するわけではない――設定した目標に人生全体を支配されないようにしながら、達成に向けて努力するのは可能だ（ちなみに、良心的で、外向的で、感情的に安定している人ほど野心的になる傾向があるのは興味深い。また、親の職業的な地位が高い人ほど野心的になることもわかっている）。

だがご想像の通り、重要なのは野心の源泉が何かだ。モア・マインドセットに関連する概念には、このマインドセットを表す気質である「貪欲」もある。

ある研究チームの定義によれば、貪欲とは「常に〝もっと〟を求め、今持っているものに決して満足しない傾向」である。[61] これは幸福度に悪影響を及ぼす。なぜなら、自分が持っているものや達成したものを正しく評価できなくなるからだ。貪欲さは、穏やかな満足感を覚える代わりに、次に成し遂げようとすることに僕たちの目を向けさせる。

野心的なタイプの人は、「常に努力を続けていると、心の平穏から遠ざかる」ことを忘れないでほしい。絶え間ない野心は、ドーパミンに依存しすぎた結果であることが多い。ドーパミンで頭がいっぱいになると、そもそもなぜ努力しているのか、なぜ苦労して手に入れた成果をめったに味わわないのか、疑問に思わなくなる。

「もっと」の魅力に目がくらむと、下す決断や時間の使い方において、自分の価値観を考慮することも忘れがちになる。何かを成し遂げ、手に入れるたびに、神経化学的な快感を覚える。その瞬間は、素晴らしい気分になる。だから心を落ち着けて成功の果実を味わう機会を遅らせて、さらに多くを手に入れようとするのだ。

ドーパミンは、さらなる成果を渇望させ、さらなる刺激を求めさせる。脳は、何か新しいこと（SNSやメール、ニュースなど）に注意を払うたびに、この化学物質を放出して満足感を与えてくれる。だからこそ、慢性ストレスの要因を手なずけること（第2章）は、極めて重要でありながら、とても難しいのだ。僕たちがすぐに注意散漫になり、何時間もインターネットに没頭してしまうことを選ぶことすらできないのには理由がある。それは、人は慢性ストレスの要因には慣れていくが、ストレスがドーパミンを促す行動から生じている場合は中毒性があるからだ。

ライフワークを通して世の中に良い変化をもたらしたいという大志を抱いているのに、SNSに気を取られてしまう。毎年、年初には運動して痩せようと決意するのに、次の瞬間には衝動的にテイクアウトの食べ物を注文し、ワインを飲んでしまう。毎週、達成したい仕事の目標を設定しているのに、午後のある時間になると、心を刺激し続けるためにメールを何度もチェックしてしまう――。

それは、ドーパミンに心を乗っ取られてしまうからだ。

現代人は、ドーパミンの快楽を味わおうとして、滑稽なほど一度に多くのことを詰め込もうとしている。

家の掃除をするときには、溜まっているポッドキャストを聴かなければ気がすまないし、好きな音楽を聴いているときも携帯電話の画面を忙しくスワイプする。スーパーに歩いて買い物にいくときにも、オーディオブックを聴いたり、友人と電話で話したりする。もちろん、こんなふうに同時に何かをしようとすること自体が悪いわけではない。

けれども、「もっと」を求めるあまり、いたずらに同時にいろんなことをしようとすると、むしろデメリットのほうが多くなる。忙しいと、生産的であるような気分になる——ドーパミンが分泌され、脳に生産的だと伝えるからだ。だがこの刺激に負けてしまうと、心の平穏は損なわれる。

僕たちは時間を有効に活用している気になっているが、神経伝達物質に屈服しているだけなのだ。人間は進化の過程で、気持ちいいものを自然に探し求めようとするようプログラムされている。

慢性ストレスや燃え尽き症候群と同じように、刺激を追い求め続けることで不安な状態に陥るのは、僕たち1人ひとりにすべて責任があるというわけではない——これは現代社会によってそうなるように仕向けられたものでもあり、ある程度は人間の生物学的な仕組みも関係しているからだ。ただし、それに対処するのは僕たちの責任である。

ドーパミンへの依存を減らす

ここで、もうひとつ質問をしよう（僕自身、答えるのに気が進まなかった質問だ）。「もし、ドーパミンを動機とした習慣やルーチン、行動（たとえば、強迫的にウェブサイトやアプリをチェックすることや、「もっと」を求めて努力すること）をすべてあなたの日常生活から取り除くとしたら、1日の中でどれくらいのものが残りますか？」

僕の場合、あまり残らなかった。たしかに、僕の努力の多くは、自分が大切にしている価値と一致していた。しかし、それと同じくらい、単なる刺激や、自分が大切にしていない価値（社会的地位や、結局は使わない所有物など）を求めていた。

僕にとって、心の平穏を乱すようなこうした習慣や行動は、初めてスマートフォンを手にしたときから始まった。僕は、この新しい機器をとても気に入った。前面が大きなディスプレイで、背面は鮮やかな黒の光沢の傷つきやすいデリケートな素材でできていたそのiPhone 3GSは、驚異的な機器だった。高速で動くし、毎月のデータ通信量はなんと6ギガバイト（北米の基準からすると、悲しいことに今でもそれなりの量である）。誰とでも、どことでも、いつでもつながれた。

当時、それを使うことは魔法のように感じられた。しかし時が経つにつれ、この機器（そして、言うまでもなく後継の機種）は、僕の精神的健康と心の平穏を損なうだけのものになった。それは僕が世界とつながるためのツールから、燃え尽きた心からドーパミンを絞り出すための手段になった。使う時間が長くなるほど、生産的なことをしていると自分に言い聞かせながら、心を麻痺させるような刺激を得るために貴重な注意力を費やすようになった。こうして、僕はドーパミンのとりこになったのだ。

今振り返ると、僕はおそらく多くの人と同じく、ドーパミンを引き起こす行動を取るとき、都合のいい話を自分に言い聞かせてきた。朝目覚めるとすぐに寝ぼけまなこで携帯電話を手に取り、「ドーパミンが欲しいから」ではなく、「重要なことだから」と自分に言い聞かせながらメールをチェックしていた。

朝食を取りながらSNSを見ているときも、「刺激を求めているから」ではなく、「慌ただしい1日の前に一息つくために」と自分に言い聞かせた。仕事の休憩時間やZoom会議で退屈したときには、「世界で起きている重大な出来事を知るために」と自分に言い聞かせながらニュースアプリをチェックして、ドーパミンの快感を味わっていた。「どうせ何もしていないんだから！」という心の声を聴きながら。

現代社会に生きる僕たちにとって不幸なことに、ドーパミンに支配された習慣は、日々のわずかな隙間を水のように埋め、自分の心を見つめ直したり、ゆっくり休息したり、心の平穏を得たりする機会をかき消してしまう。

もう一度言うが、ドーパミンそのものが悪いわけではない。問題は、日常生活の中で、不要なドーパミンを過度に追い求めてしまうことだ。幸い、この不要なドーパミンを絶えず求めようとする習慣をなくせば、適切なバランスを取り戻せる。

では、その適切なバランスとはどのようなものなのだろうか？　さらに言えば、それはどんな感じがするものなのだろうか？

以前は注意力を今より長く持続させられたと思っているなら、それはあなたのせいではないし、あなただけの現象でもない。

現代社会から刺激と成果を生活の中心に置くよう駆り立てられる前は、安心して穏やかに過ごすのは難しくなかった。仕事を終えて帰宅したら、ソファに座って1、2時間、読書に没頭するのも簡単だった。いくつもの画面に同時に気を取られたりはしなかった。

1日の始まりもゆっくりしていた。目覚まし時計のスヌーズボタンを何度も押したあと、これから始まる1日や、朝食に何を食べるべきかについて落ち着いて考えた。刺激を求めてすぐに外の世界に目を向けるのではなく、1日を計画するために自分と対話できた。昔の映画を見て、その物語に電子機器が登場しないことで心の落ち着きを感じたことがある人なら、心配は不要だ。テクノロジーを使って欲しいものを手に入れながら、このバランスを再び見つけられるようになるだろう。

ありがたいことに、脳内には、刺激や成果に関連するドーパミンを燃料とするネットワークだけでなく、「心の平穏を見つけ出すために活性化できるネットワーク」も存在する。興味深いことに、この脳内のドーパミン・ネットワークと心の平穏のネットワークは逆相関の関係にある。すなわち、ドーパミン・ネットワークが活性化すると心の平穏のネットワークは不活性になる。逆もまた然りである。

リーバーマンのような神経科学者は、この脳内の心の平穏のネットワークを「ヒア・アンド・ナウ・ネットワーク」と呼んでいる。[62] このネットワークがあるから、人はその瞬間を楽しめるし、今していることを肯定的に受け止めて、自分が存在することに満足感を覚えられるようになるのである。

これは僕たちが朝のコテージで1杯のコーヒーを味わっているときのモードであり、夜のキャンプファイヤーに魅せられているときのモードである。それはペースを落とし、心を休めながら、今この瞬間が与えてくれるものを味わうときだ。

ドーパミン・ネットワークが僕たちの未来を最大化するためのものだとしたら、ヒア・アンド・ナウ・ネットワークは自分の人生にしっかりと立ち返り、今この瞬間に溶け込み、目の前にいる人、目の前にあるものと一緒にいられるようにしてくれる。

適切なバランスを得るためのカギは、ドーパミンへの依存を減らすこと。そうすればドーパミン・ネットワークと心の平穏のネットワークを楽に行き来できるようになる――ドーパミンに人生を支配される前に、自由な精神でしたいことをしていたときと同じように。

努力と楽しむことのバランスを取る

ドーパミン・ラッシュは興奮をもたらすが、脳内のヒア・アンド・ナウ・ネットワークにもそれに関連した化学物質がある。それらは素晴らしい効果があるだけでなく、ドーパミンと同じくらい強力である。心の平穏のネットワークと関連している主な化学物質[63]には、**セロトニン**（幸福感をもたらす）、**オキシトシン**（つながりを感じる）、**エンドルフィン**（多幸感をもたらす）などがある。*

ドーパミンも心の平穏のネットワークと関連しているが、この場合に必要な分泌量はそれほど多くなく、通常はこれらの他の化学物質とバランスを取って作用している。1日の大半でドーパミンを中心にした行動をしている人は、これらの化学物質が必要だと言えるだろう（これらの神経伝達物質の役割については、後ほど詳しく説明する)。

以前(たとえば、スマートフォンを使い始める前や、職場でITが本格的に活用されるようになる前)よりも満足感や他者とのつながりを感じなくなったという人は、あなただけではない。ドーパミンを引き起こす行動が習慣化すると、脳の心の平穏のネットワークの活動が抑えられる。その結果、「仕事の手を止めて、成し遂げたことを楽しむべきだ」というシグナルも抑えられる。

生産性の連続体と同様、ここでもバランスが重要だ。どちらのネットワークにも過剰に投資したくはない。ドーパミン中心の生活は、リーバーマンが言うところの「生産的な不幸」につながる可能性がある。[64] だが「今、ここ」のネットワークへの過剰な投資も、怠惰につながりやすくなる。

大切なのは、努力することと味わうことのバランスをいかに取るかだ。

幸運にも、その方法はいくつかある。ここでは、そのうちのひとつについて説明しよう。実は、ドーパミンへの過度の依存に対抗するのに大きな効果をもたらすものがある――面白いこ

*これらの化学物質の効果に関する説明は一般化したものであることに注意してほしい。その影響は複雑で、一文で説明するのは困難だ。とはいえ全般的には、これらの効果がもたらされると言える。

とに、それは僕たちに活力を与えると同時に、燃え尽き症候群を克服するのに役立つのだ。

「今、ここ」にいる感覚を味わう

そろそろお気づきかもしれないが、僕は人に内省的な考察を促す質問をするのが好きだ。ここで、もうひとつ質問をしよう。

「燃え尽き症候群と正反対のものは？」

答えを頭に浮かべてから、次を読み進めてほしい。

ドーパミン中心の生活は、「今、ここ」にいる感覚を希薄にするだけでなく、皮肉にも生産性を低下させる。

ドーパミンに突き動かされていると、注意をそらすものに多くの時間を浪費することになり、絶え間ない刺激によって注意力の持続時間が短くなってしまう。

また自分の行動をコントロールできなくなることも多く（特にオンラインでは）、意図的に自分の進むべき方向性を設定することなく、目の前にある刺激に無意識に反応してしまいがちになる。こうしたことが、僕たちの生産性を低下させる。しかも、生産性を低下させる要因はもうひとつある。ドーパミン中心の生活は、仕事へのエンゲージメントを低下させ得るのだ。

クリスティーナ・マスラックが燃え尽き症候群の研究を通じて発見したもうひとつの魅力的な発見は、**燃え尽き症候群の対極にあるのはエンゲージメントである**ということだ[65]。

実際、前章で紹介した燃え尽き症候群の3つの特徴をひっくり返すと、燃え尽き症候群をエンゲージメントに変えられる。人は燃え尽きたとき、疲れ果て、非生産的で、シニカルになる。一方、エンゲージメントが高いときは、活力を感じ、生産的で、目的に向かって前進していると感じる。

たとえ燃え尽き症候群になっていなくても、燃え尽き症候群を引き起こす要因を逆転させることで、仕事や人生のあらゆる面でエンゲージメントを高められる。

本書でこれまで紹介してきた様々な対策は、ここで大きな効果を発揮する。僕たちはすでに、エンゲージメントのための土台を築いている。慢性ストレスは燃え尽き症候群を導く。だから、その原因を日常生活の中で手なずけることで、燃え尽き症候群になるリスクを減らし、同時にエンゲージメントの度合いを高められるのだ。

これは慢性ストレスの原因である、SNSなどの気の散る対象にも当てはまる。これらの気の散る対象をうまく手なずけると、脳内のドーパミン・ネットワークが沈静化し、ヒア・アンド・ナウ・ネットワークが活発になる。慢性ストレスを減らすことで、心は穏やかさを取り戻し、僕たちはエンゲージメントを高め、目の前のことに集中し、「今、ここ」にいる感覚を味わえるようになる。おまけに、生産性も高まる。ストレス源によっては手なずけるのが難しいものがあるが、それを差し引いても悪い見返りではないと言えるだろう。

僕自身の場合も、慢性ストレスの要因を手なずけ、燃え尽き症候群の6つの要因に対処していくうちに、特に意図的な努力をしなくても、目の前のことに没頭しやすくなった。

僕はこれまでの著書で、気を散らせる対象を飼いならすことで得られる、邪魔されずに大切なことに集中できる力について書いてきた。慢性ストレスの要因（特に隠れたストレス源）をコントロールすることで、僕の集中力は新たな高みに引き上げられた。何であれ、物事に楽に取り組めるようになった。行動を妨げる力も感じていたが、それは以前の数分の1程度にまで減っていた（僕はまだ、ドーパミンを刺激する気晴らしを求めていた。その刺激が欲しかったからだ。この問題は以降の章で取り上げる）。

重要なポイントは、「慢性ストレスを十分に減らせば、自然とエンゲージメントが高まる」ということだ。そして、エンゲージメントが高まると、心の平穏も得やすくなる。

これは、言うは易く行なうは難しだ。それでも、エンゲージメントは僕たちを生産性の向上と心の平穏に導き、他人と自分を比べて不安になることも減る。それを考えれば、エンゲージメントを求めることは大きな価値のある試みになる。

エンゲージメントを取り戻す6つのアイデア

僕は、エンゲージメントがいかに優れた力を持っているかを発見した。エンゲージメントは、仕事の生産性を高め、意図的に人生を生きることを可能にしてくれる。

これは特に、最大の効果を生み出すタスクに従事している場合に当てはまる。エンゲージメントは、長期的に生産性を大きく高める。何かに没頭し、積極的に関われば、目標に向かって大きく前進できる。そのとき、ドーパミンにまみれた気の散る対象は避けやすくなる――それらは今していることの役に立たないからだ。気の散る刺激を求めるのではなく、今、ここに集中することで、仕事も日常生活もうまくいくようになる。

また、目の前のことに没頭していると、多くを成し遂げていると実感しやすくなる。「もっと」を求めて手の届かないような目標に向かって無理やり自分を追い込むのではなく、集中し、意図的になり、目の前の仕事に熱中できる。今していることを心から楽しめるようにもなる。同時に、成果に向かって努力することと、今を楽しむことのバランスがうまく取れるようになり、心が落ち着きやすくなる。

では、これを実行に移すにはどうすればいいのか?

最初のステップは、本書でこれまで取り上げてきた、基礎となる方法を実践することだ。エンゲージメントを高めるのに、不要な慢性ストレス（特に、燃え尽き症候群の6つの要因）を取り除くこと以上に効果的なものはない。

慢性ストレスの要因を減らすために費やした時間と労力は、驚くほどの見返りをもたらしてくれるはずだ。この基礎を築いたことを前提にして、次に、エンゲージメントを取り戻すためのいくつかのアイデアを紹介しよう。これらはすべて、僕が心の平穏を探求する道のりで役立ったものだ。

●1日の終わりに、仕事にどれだけエンゲージメントできたかを振り返る

日々や人生を測定する方法に正解はない。何を基準にするかは自分の価値観や置かれた状況に基づいて決めるべきだ。

とはいえ僕の場合、心の平穏に関する大量の研究結果を熟読したのち、最も印象的な基準だと思えたのはエンゲージメントだった。僕にとって、エンゲージメントは「生産性タイムにどれだけの成果を上げられたか」と共に1日の仕事を評価する重要な基準になり、やがてこれこそが、1日の仕事を最適化するためのベストの基準だと思うようになった。

1日の終わりに、「どれくらい仕事に没頭できたか?」「どれくらいの頻度でドーパミンの

誘惑に負けて気を散らせてしまったか?」と自問してみよう。「今日取り組んだ仕事は、どれくらい重要で意義のあるものだったか?」を考えるのも役に立つ。

●落ち着いて仕事をする

刺激ではなくエンゲージメントを求めることの一番の利点は、必死に働く必要がなくなることだ。ドーパミンが減ると心が穏やかになり、自然と目の前の作業に没頭できる。闇雲に「もっと」を求めるのではなく、エンゲージメントの感覚を取り戻せるようになる。

熟慮しながら重要な仕事を進めると、大きな喜びを感じられる。僕のように生産性を重視する人も、心配は無用だ。重要な仕事に思慮深く取り組むことで、スピードで失われた分は簡単に挽回できる。これは僕が、知的な作業に集中するときに常に学び続けている教訓だ。ゆっくりとよく考えて仕事をすればするほど、大きな効果が期待できる。こうした働き方をすることで、自分が納得できる仕事が多くできるようになった。

●日常生活に忍び込んでくる、ドーパミンを刺激するストレス源に注意する

慢性ストレスの隠れた原因(もちろん、気が散る対象も)を手なずけるのは、一度きりの努力では終わらない。それは心の健康を守るための終わりなきモグラ叩きゲームだ。

このゲームは、ドーパミンを煽る習慣から解放され、「今、ここ」に集中するようになるほど簡単になる。一般的なテレビゲームとは逆で、最初は難しく、次第に簡単になっていくのだ。気を散らすものが忍び込んでこないかに気をつけ、「なぜそれらと関わる必要があるのか」についてもよく自問しよう。

●「達成リスト」をつくる

忙しさの感覚が減ると、実際には多くを成し遂げているにもかかわらず、生産性が落ちたと感じたりする。こうしたバイアスに悩まされたときの効果的な対処策となるのが、「達成リスト」だ。

これはその名の通り、毎週、仕事で成し遂げたこと、完了したプロジェクト、進捗状況を記録していくことだ。このリストをつくれば、「忙しさに追われることなく仕事に没頭すれば、いかに多くを成し遂げられるか」に気づき、驚くはずだ。

●慢性ストレスが減るにつれて、エンゲージメントのレベルがどう変化するかに注目する

燃え尽き症候群の6つの要因をはじめとする慢性ストレスに対処していくなかで、仕事でのエンゲージメントやプライベートでの活力がどう変化したかを記録しよう。

習慣を変えるには、変化を自覚することが肝心だ。改善していることが目に見えてわかれば、時間や注意力、エネルギーを投じている習慣を強化しやすくなる。

●成果マインドセットで目標を立て、エンゲージメントで目標に向かう

生産性タイムは、達成したいものを明確にすることから始めよう。ただしいったん目標を定めたら、どれだけ没頭できるかを意識して作業に取り組むこと。エンゲージメント（生産性を高めるプロセス）に集中すれば、多くを成し遂げられることに気づくはずだ。

慢性ストレスは、過度に多忙で不安な世界から僕たちを守る盾を劣化させる。これはたいてい、ドーパミンの刺激に身を任せた結果である。

けれども、この力に積極的に立ち向かっていけば、僕たちは深い静けさを発見できるのだ。

セイバリング（味わうこと）の科学

モア・マインドセットを乗り越えるための効果的な方法には、目の前の作業に没頭することで慢性ストレスを抑えるという方法に加え、「味わう」ことに意識を向けるというのもある。

これはエンゲージメントと同じく、脳のドーパミン・ネットワークを鎮静化し、心を穏やかにするヒア・アンド・ナウ・ネットワークにシフトさせる。今、ここに集中しやすくなっていくので、ドーパミンを促す行動の厄介な超刺激（次章のテーマ）に対処する際にも効果を発揮する。

僕が初対面の相手によく聞く質問は、「普段の生活で、一番満喫していることは何ですか？」

だ。何十人にも質問をしたが、答えられない人が多いのに驚いた。これは特に男性に当てはまる。研究でも、女性は「味わいの能力」が高いことが知られている。[66]この性差は「子どもから高齢者まで、文化の違いを超えて見られる」という。

同じく、これは成功者にもよく当てはまる。彼らはこの質問をされると、唖然《あぜん》として言葉を失い、なかなか考えをまとめられない（「裕福な人ほど人生の経験を味わう能力が低下しやすい」ことを示した研究を思い出してほしい。この研究を実施した研究者らは、「富は、一般的に期待されているような幸福をもたらせないのかもしれない」と述べている）。[67]

誰もが、何を味わうかという問いへの答えを必要としている。さらにいえば、いくつもの答えが必要だ。

ドーパミンを中心とした生活が始まる前の、テクノロジーがこれほど氾濫していなかった時代には、人はこの質問に今ほどためらわずに答えられていたはずだ。真夏に避暑地の貸別荘で休暇を満喫したとか、飛行機で隣の座席の人と意気投合して話に花を咲かせたとか、大家族で賑やかな夕食を堪能したとか。キッチン・テーブルでのボードゲームも、家族での長いドライブ旅行での言葉遊びも、朝のコーヒーの豊かな香りも、ゆっくりと味わえた。

ドーパミンに突き動かされている人は、ビリー・ジョエルの『ウィーン』の歌詞に出てくる、「電話を切ってしばらく姿を消す」ようなことはめったにしない。[68]物事を深く味わうことが不思議なほど難しいと感じ、人生の最も美しい瞬間を急いで通り抜けようとする（たとえ、それに気づいたとしても）。

こうした傾向は、モア・マインドセットとドーパミンに促されているものであり、僕たちが積極的に対処策を講じていかなければならないものだ。

セイバリング（savoring／堪能・満喫する）を実践することによって、僕たちは成果マインドセットから意図的に離れ、野心を脇に置き、今、この瞬間を楽しめるようになる。

繰り返すが、努力してやっと手にした成果を楽しめないのなら、成果を積み重ねることに何の意味があるだろう？　セイバリングを実践すれば（実際、これは科学であると同時に実践すべき対象である）、目標を追い求めることから離れ、今この瞬間の楽しい出来事に没頭できる。

別の見方をすれば、それは意図的に非効率な何かをすることだ。達成すべき目標を脇に置き、今を楽しむという考え方に意図的に切り替える（心配しないでほしい。だからといって目標が消えてなくなるわけではない。それは常に、セイバリングの反対側であなたを待っている）。

ここでお願いがある。自分にとってのセイバリングの対象となるものをすべて書き出してみてほしい。答えがあまり浮かばない人は、スマートフォンを手に入れる前や、うんざりするようなこのパンデミックの前に、どんなふうに静かなひと時を楽しんでいたかを思い出してみてほしい。それが難しいなら、1日の仕事を通じて満足感を味わっている瞬間について考えてみよう。リストを書き出し、目につきやすい場所に保管して、折に触れて読み返そう。

正直に言うと、心の平穏を求める旅を始めたとき、何かを堪能したり満喫したりすることは、面倒に感じられた。それでも僕は、セイバリングの対象となるものを挙げてみた。僕のリストには、以下のようなものが含まれていた（順不同）。

- エリザベス・ギルバート、スティーブン・キング、ビバリー・クリアリー、ニール・スティーブンソンの本
- 家の近くにある森での散歩
- 近所のカフェで売られている、少し値の張るマカダミアナッツ・ミルクラテ
- 朝の抹茶の儀式
- 携帯電話を機内モードにして、ピアノのインストゥルメンタル音楽（これは仕事にも最適なサウンドトラックだ）を聴きながらのウォーキング
- 最新型のメカニカルキーボードの感触（「チェリーブラウン」のキースイッチを強くお勧めする）
- 汗だくになりながらやるスピンバイクのトレーニング
- 朝の抹茶を飲みながら読む朝刊

●夜に妻とワインを飲みながらやるトランプの「クリベッジ・ゲーム」

まだまだ続くが、このリストがどんなものかはわかってもらえたと思う。**毎日、リストの中からひとつを選び、堪能しよう。**どれだけの時間、それを満喫してもいいが、カギは毎日実践することだ。仕事のことなどを考えてしまっていることに気づいたら、そっと頭を切り替えて、今経験している楽しいことに再び集中しよう。

ドーパミン中心の生活に慣れ切っている人は、何かをゆっくり味わったりなんかできないと思うかもしれない。心配はいらない。あなたにはその時間はある。忙しい1日の中から、時間を捻出する工夫は必要になるかもしれない。だが時間が経てば、セイバリングを実践していくことで、脳は心の平穏やエンゲージメントに適したものになっていく。何かを味わうために費やした時間は、必ずあとで取り戻せる。

心の平穏を探求する中で、その実現方法（本書で紹介しているもの）の根底にある科学的な研究成果を調べることは、とても楽しい作業だった。この過程で出会った中でもとりわけ興味深い研究分野が、セイバリングだった。研究によっても、人生のポジティブな側面を意図的に楽しむことには驚くべき利点があることが明らかにされている。

平均すると、人は良い出来事3回につき悪い出来事を1回経験している[69]（この比率は複数の研究で何度も再現されている）。

それにもかかわらず、心は身の危険を脅かすものに敏感であるため、ポジティブな情報よりもネガティブな情報に目を向けようとする。ネガティブなことを何度も繰り返し頭に浮かべていると、不安が生じやすくなる。当然、それは人生の素晴らしい側面を過小評価することにつながる。

つまり、人は良いことと悪いことを実際とは逆の比率で捉えている。たしかに、人生には困難がつきものだし、良い出来事と悪い出来事が起こる割合も変わることがある。

しかし全体的に見れば、前述の3対1の比率はほとんどの人に当てはまる。もし僕たちの心の状態が現実と一致しているとすれば、3／4の確率でストレスや不安ではなく穏やかな気分を味わっているはずなのだ。

幸い、セイバリングの研究分野を開拓した心理学者フレッド・ブライアントが僕に語ってくれたように、人は「様々な経験の意味づけを頭の中で切り替えられる」。セイバリングに関する研究から得られた教訓を活かすことで、自分の人生にポジティブなものがあることに気づき、それを長続きさせ、より有意義なものにできる。

つまり人生の意味は追い求めるものではなく、日常生活や身の回りにすでにあるものなのだ。

大切なのは、それに気づくこと。セイバリングは、それを実感するための優れた方法になる。1日の中で経験するポジティブな出来事を意図的に楽しむと、幸福感が増し、心が穏やかになり、目の前のことに没頭しやすくなる。

ブライアントは、幸福度が非常に高い人には、ひとつ共通点があるという。[70] それは、ポジティブな経験を深く味わう力があることだ。セイバリングのレベルが高いと、エンゲージメントが高まり、不安が和らぐ。[71] ポジティブな経験を味わうという行為自体がその経験を長持ちさせ、ポジティブな出来事を味わう能力が高いと抑うつや人間関係上の不安が減る。また、ポジティブな経験を味わうのがうまくなるほど、家庭内の不和が減り、自己肯定感が高まり、挫折からも立ち直りやすくなる。

セイバリング能力の高さは、マインドフルネスやオプティミズム、知恵の高さとも相関している。ある研究はセイバリングの実践が抑うつ症状の有意な減少につながることを示唆しているし、別の研究では高齢者の「健康状態にかかわらず、高い人生満足度を保つこと」につながることが示唆されている。[72]

特に、ブライアントが言うように、セイバリングが「訓練によって高められるスキル」であることを考えれば、こうした研究結果について、僕たちは立ち止まって考える必要があるのではないだろうか。日々の生産性の成果を楽しむためには、セイバリングのための時間をつくる必要があるだろう。だが、それによって得られるメリットは絶大なのだ。

セイバリングとは人生の良い側面を楽しむ技術であり、ポジティブな「瞬間」を、楽しさや畏敬の念、誇り、喜びといったポジティブな「感情」に変える行為だと見なせる。[73] セイバリングを実践しているとき、人はポジティブな経験全体に注意を向け、それを楽しんでいる。[*] ブライアントによれば、セイバリングは経験をより楽しくするだけでなく、努力することと楽しむことのバランスを取るのにも役立つ。彼によれば、人生の出来事に対処する方法は主に4つある。すなわち、ネガティブな出来事に対しては、避けるか、対処する。ポジティブな出来事に対しては、さらに得ようとするか（ブライアントはこれを「獲得メンタリティ」と呼んでいる）、その経験を味わう。

何かを堪能することに意識を向けていると、モア・マインドセットをいったん脇に置ける。ブライアントは「人は、何かを手に入れたからといって、それを楽しむとは限らない。実際、次に手に入れたいものに駆り立てられるだけであることが多い」と言う。[76]

何かを得ても、自動的にそのことをありがたいと思うわけではない。注意していないと、得ることばかりに気を取られて、味わうことに十分に集中できない。「これが獲得メンタリティの問題だ。持っているものに目を向けず、持っていないもの、手に入れるべきものばかりを見てしまう。楽しめないものを得ることに、何の意味があるのか？」

何かを味わう方法は無限にある。ブライアントによれば、ある体験を味わう主な方法には、「堪能（満喫）」（対象が生み出す喜びに浸る）、驚嘆（対象に畏敬の念や驚きを感じる）、感謝（人生の良い側面に感謝する）などがある。[77]

妻と僕は毎晩眠りにつく前に、その日に経験した感謝の気持ちを3つずつ分かち合うようにしている。このような単純な感謝の習慣は気分を良くしてくれるだけでなく、人生をより楽しめるようになり、周りのポジティブな出来事にも気づきやすくなる。感謝の気持ちを言葉で表すことも、手にしているものを味わうための方法になるのだ。

過去や未来の経験も、味わえる（それらを今この瞬間に楽しむのだから、これもセイバリングになる）。過去に対してセイバリングをするときは、過去の出来事を「回想」する（これは頭の中で楽しい瞬間を再生することで実現できる）。過去の経験に、感謝の気持ちを抱ける。

未来に対してセイバリングをするのはこれよりも難しくなるが、「期待」することで、まだ

＊セイバリングと、「フロー」および「マインドフルネス」（異なるが隣接する2つの概念）のあいだには、類似性もあるが、明確な違いもある。ブライアントによれば、フローは他の2つと比べて「経験に対する意識的な注意が大幅に少ない」[74]。また、スキルレベルにほぼ一致する、比較的難しいタスクに取り組むことを意味する。セイバリングがマインドフルネスと違うのは、その対象範囲が限定されるという点だ。[75] マインドフルネスでは判断を伴わずに意識的に経験全体を観察するが、セイバリングではポジティブなもののみに焦点を当てる。

起きていないことへの興奮を高められる（たとえば、長期休暇までの日数をカウントダウンする）。興味深いことに、期待することで、実際にその出来事が起きたときに、それを深く楽しめることや、後になってその体験を好意的に振り返れるようになることがわかっている。ある理論によれば、その理由は、期待が「感情的な記憶をつくり出し、その出来事が実際に起きたときに再活性化されて、その出来事の記憶に統合されるため」とされている。[78]

堪能や驚嘆、感謝などを通じて現在、過去、未来の何を味わうかにかかわらず、その恩恵は計り知れない。

セイバリングは、単にエンゲージメントへの近道ではなく、楽しみへの近道でもあるのだ。

セイバリングで満足感を得る

意識的にセイバリングをしようとすると、難しく感じるかもしれないし、脳が抵抗する（否定的な心の声がする）かもしれない。「もっと」が重視される世界では、目の前の瞬間を味わうことは反逆行為のように感じられる。セイバリングの最中に、ついインスタグラムやメールをチェックしたり、この後で何をすればいいのかを考えたりしてしまうこともあるだろう。

これは最初のうちはしかたないことだ。だがこうした衝動に負けないように、訓練を重ねていこう。目の前の素晴らしい体験に注意を向けよう。

セイバリングの最中には、できる限りその対象に注意を向けてみよう。心が刺激から解放されたことで生じる退屈さに注目しよう。

衝動的に手を伸ばしたくなるIT機器、書き留めたくなるアイデア、気がつくと計画を立て始めたくなることなど、自分が心の底で何を求めているかにも注目する。

セルフトークにも目を向けよう。成果マインドセットやモア・マインドセットを脇に置いていることで、自分を責めてはいないだろうか？　時間の機会費用について考えていないだろうか？　「何かを味わうなんて馬鹿げている」と自分に言い聞かせてはいないか？　活力を養い、プレゼンス（今していることと一体化するスキル）を育もうとしていることは、利己的だと感じるだろうか？　仕事をしないことや、目標を前に進めていないことに、どれくらい罪悪感を覚えているか？

このような抵抗は、あなたが不安から生じる注意散漫ではなく、心を落ち着けたエンゲージメントができるように脳を書き換えることに取り組んでいる以上、普通のことであり、十分に予期されることだ。

この方法と、これから紹介する他の方法を実践していけば、心のバランスを取り戻すことによるプラス効果に気づき始めるだろう。仕事やプライベートが充実し、心の中の埃《ほこり》が落ち着くにつれて集中力も高まる。幸せやつながりを見つける能力も増す。活力が漲《みなぎ》り、新鮮な気分になる。

またセイバリングは、些細なことも含めて自分が持っているあらゆるものへの感謝の気持ちを高める。モア・マインドセットと成果マインドセットの大きな皮肉は、どちらもドーパミンを中心とした生活の上に成り立っているため、永続的な満足にはつながらないということである。

一方、セイバリングでは満足感が得られる。

モア・マインドセットでは、予想よりも多くを得たときにのみ、安らぎを感じられる——より多くのお金やフォロワー、友人など。しかし、こうした感情はつかの間で、はかないものである。でも、もっと頻繁に豊かな気持ちを感じることはできる。

あなたの人生には、すでにたくさんの良いものがある。それに気づくだけでいいのだ。

1日ひとつだけ、セイバリングを楽しむのも簡単な方法だ。本書の他のアイデアと同様、これも他のアイデアと組み合わさることで僕たちを心の平穏に導いてくれる。しかしセイバリングの真の魔法は、常に「もっと」を求めていることで生じる負の側面を弱める作用にある——より多くを求める努力を脇に置いて、今、この瞬間に向き合えるようになる。また、「今、ここ」に感謝できるようになることで、人生の他の領域も充実したものになる。

「もっと」を達成するのは素晴らしいことだ。あなたも人生で多くのことを成し遂げたいと思っているのではないだろうか。しかし、成果マインドセットは、人生のあらゆる領域で効果的なわけではない。セイバリングの実践を通して、何かを味わう力を培うことで、成果マインドセットを脇において、人生の適切なバランスを見つけられるようになる。人生を楽しみながら、目的を達成することは可能なのだ。

これまでに紹介してきた価値ある方法によって、現在――今、ここ――を味わうことは、「もっと」を絶えず求めるような生き方を超えた、深い心の平穏に至る道につながっているのである。

第4章のまとめ

- 常に「もっと」を追い求める「モア・マインドセット」に従っていると、日常生活がドーパミン中心で回っていくことになり、様々な弊害が生じる。
- 燃え尽き症候群の反対はエンゲージメントである。燃え尽き症候群になったときは、疲れ果て、非生産的で、シニカルになるが、エンゲージメントが高いときは、活力を感じ、生産的で、目的に向かって前進していると感じる。
- ドーパミン中心の生活から抜け出すために、効果的なのが、「セイバリング（何かを味わい、堪能すること）」である。

第5章

Heights of Stimulation

日々の刺激高度を俯瞰する

デジタル・ディストラクション

現代社会がいかに人々の心の平穏を損なっているかをさらに探っていくために、少し遠回りして、「デジタル・ディストラクション」（仕事や大切なことをしている際にネットニュースやSNSなどに気を取られてしまうこと）について考えてみよう。これは重要な問題だ。現代の社会では、ドーパミンの多くがデジタル世界から来ているからだ。

ユーチューブを例にとってみよう。現在、ユーチューブでは数十億本もの動画を見られる。このウェブサイトの規模はあまりにも巨大で、その大きさを表現するのが難しいほどだ。モノの大きさを伝えるために、隣に硬貨を置いたりすることがあるが、ユーチューブの場合、あまりにも巨大すぎて、こうした比較対象にできるようなものすら存在しない。

このサイトには、毎分、500時間以上分の動画がアップロードされている。[79] つまり、24時間ごとに3万日分の新しいコンテンツが追加されていることになる。実は、ユーチューブはグーグルに次ぐ世界第2位[80]の検索エンジンである。* 「天猫（Tmall）」や百度（Baidu）」など、世界で最も人口の多い中国で主にアクセスされているウェブサイトを含めても、ユーチューブは世界で2番目に大きなウェブサイトである。

また80以上の言語に翻訳され、100か国以上で提供されている。[81] 動画は毎日合計数十億回も再生され、毎月20億人のログインユーザー（全人類の約4分の1）がこのウェブサイトを訪れている。また、フェイスブックに次いで2番目に大きなSNSサイトでもあり、約27億人のユーザーを抱えている。[82]

この莫大なトラフィックを生み出しているのは、「ベイビーシャーク」や「江南《カンナム》スタイル」などの大人気動画だけではない。

ユーチューブはインターネットにおける動画の中心地だ。サイト上の動画カテゴリーは無限にある。商品レビューからハウツー、ユーチューバーの日常生活を記録した「vlog」、トーク番組の切り抜き動画、ビデオゲームのプレイ動画まで。

ビデオゲームのプレイ動画は、年下のいとこたちからどんなに説明されても、僕にはおそらく理解できないジャンルだ。でも、それは問題ない。いくらコンテンツが充実しているからといって、すべての動画が自分に合っているわけではない。僕はおそらくほとんどの動画を気に入らないだろう。

＊厳密には持ち株会社のアルファベットがユーチューブとグーグルの両者を所有しているが、グーグルはアルファベットのインターネット事業を統括する企業である。同じことは、フェイスブックを所有する持ち株会社のメタ（Meta）にも当てはまる。

ユーチューブは、もともとそんなふうにできているのだ。

少し考えれば、テレビの反対を行くのがユーチューブであることがよくわかるはずだ。テレビは大衆《マス》にアピールするようにできているが、ユーチューブはユーザー1人ひとりに最も合ったコンテンツを表示する。

一度に1番組しか放送できず、できるだけ多くの人にアピールするために万人受けするようなコンテンツをつくらなければならないテレビとは異なり、ユーチューブはウェブサイト上の全ユーザーに対して違う動画を提供できる。また、ユーチューブ上のコンテンツの量に実質的な制限はない。グーグルはサーバーファーム用の安いストレージスペースをいつでも買い増しできるので、毎分500時間の新しい動画がアップロードされても問題なく対処できる。

ニッチなコンテンツにも制限はない。むしろ、コンテンツはニッチなほうがいい。「自分くらいしか面白いと思わないような動画」でも、ユーザーはそれを楽しめる。誰も損はしない――少なくとも、理論上はそうだ。その結果、ユーザーはユーチューブで多くの時間を過ごし、グーグルはユーザーに広告を表示する時間を増やせる。ユーザーは次々と新しいコンテンツを消費し、グーグルは多くの利益を得る。

僕の場合、現時点でのおすすめ動画を見てみると、趣味であるコンピューターのメカニカルキーボードのスイッチに関する動画や、天文学関連の科学動画、スティーブ・ジョブズの昔の基調講演を映した1時間にわたる動画などがある。

あなたがこれらの動画をすべて好きになる可能性は低い――このユニークなコンテンツ・フィードは、僕だけにアピールするように設計されているからだ。だから、僕は何度もユーチューブを開いてしまう。

他のユーチューブ・ユーザーが、このサイトを頻繁に訪れる理由も同じだ。

「おすすめ」がドーパミンを加速する

理論的には、ユーチューブの膨大な動画の中に、あなたにぴったりのものがある。たとえばそれは、笑いすぎて我を失ったり、20分間も泣き続けたり、あるテーマについての考えが一変してしまったり、これから2か月で10キロ減量して一生それを維持したいという気にさせられる動画だ。これらの動画はこのウェブサイトのどこかにあるはずだ。ユーチューブは、ユーザーのためにそれを見つけようとする。

グーグルの大きな強みはアルゴリズムにある。同社が開発したアルゴリズムは、ウェブ検索結果やユーチューブのおすすめ動画、Gメールの検索結果、グーグルマップの経路など、あらゆるものを提供する。

グーグルの代表的なアルゴリズムは、もちろんウェブ検索だ。ほとんどの人にとって、グーグルという名称はウェブ上で何かを検索することと同義である。僕たちはウェブサイトで何かを調べたいとき、〝ググる〟と言うが、〝ダックダックゴーる〟や〝Ｂｉｎｇる〟とは言ったりはしない。僕のコンピューターのスペルチェッカーは、ググる（google something）という表現を使っても、「google」の最初の文字を大文字に直そうとしなかった。つまり「グーグル」という名称は、それくらい一般的になっているのだ。

あるユーザーにとってぴったりのものが数十億本の動画の中にあるとしたら、ユーチューブはどうやってそれを提示するのだろう？

基本的には、人間と同じく、できるだけ多くを学習することでそれを実現しようとする。グーグルがユーザーの好みを知れば知るほど、その人に合った提案が可能になる。ユーザーの興味や性格、気分、収入レベルなどの情報を収め、そのデータを高度なアルゴリズムで処理することで、現時点で最も魅力的な動画が決定される。

よく考えてみると、これは驚異的なことだ――このすべてがわずか1、2秒で行なわれることを鑑みればなおさらだ。また、特に現代人とドーパミンとの関係が破綻していることを考えると、これは恐ろしい事実でもある。

ユーチューブのアルゴリズムがどんな基準を重視しているかについては、ほとんど情報が公開されていない。おすすめ機能に用いられている同社のレコメンド・アルゴリズムはグーグル独自の強みであり、企業秘密だからだ。

それでも、〝もし自分がユーチューブを経営しているとしたら、ユーザーにぴったりの動画を見つけるためにどのような情報が必要か〟と考えることで、グーグルがユーザーについてどんな種類のデータを保持しているかについてのイメージを描ける――そう、最もドーパミンを分泌させ、ユーザーがさらにそれを求めて何度も再生したくなるようなコンテンツを探せばいいのだ。

ユーチューブはユーザーがどんな人かについてかなり知っている。まず、そのユーザーの検索や視聴の履歴、好みのチャンネル、ログイン経路（コンピューターのIPアドレスに基づく）などを把握している。ログインしていなくても、そのユーザーがマウスオーバーしてプレビューを見た動画や、サイトを訪れた時間帯を把握している――昼休みに見る動画のタイプは、夜中に眠れないときに見る動画のタイプとは違うからだ。

ユーチューブがユーザーに頻繁にログインを促してくるのも無理はない。ログインしていれば、グーグルはそのユーザーについての自らのデータとユーチューブのデータを連係させられる。あるユーザーがグーグルアカウントにログインし、グーグルでオンライン検索すると、ユーチューブはそのユーザーが何を検索したかを把握できる。これだけでも、そのユーザーへの理解を深め、興味の対象や最近の気分を知るには十分だ。

ウェブブラウザのChromeを使っている場合――特に同ブラウザの「同期」機能（複数のIT機器でブックマークや履歴を同期し、グーグルアカウントにログインしたままにする機能）がオンになっている場合――グーグルは理論上、そのユーザーに関するあらゆる情報を入手できる。

Gメールを使っている場合、グーグルはそのユーザーが誰とコミュニケーションしているか（ソーシャルグラフ〔訳注／ウェブ上での人間関係図〕）、どのニュースレターを購読しているか、オンラインで何を買ったかなどの情報を得ている（アマゾンなどの企業は、購入後の確認メールに購入情報を非表示にしていることが多いが、これは競合であるグーグルなどの企業がこの情報を自社のユーザープロフィールに追加するのを防ぐためかもしれない）。

グーグルマップを使っている場合、グーグルはそのユーザーがどこに旅行したか、どのレストランによく行くか、どの交通機関を利用したかを把握できる。今後予定している旅行すらも把握していることがある。

あなたが平均的なインターネットユーザーで、インターネット広告ブロッカーを使わずに様々なウェブサイトにアクセスした場合、グーグルはアクセスされたサイトの多くを把握できる。同社のプロダクトである「グーグルアナリティクス」は、サイトの所有者がサイト上でのユーザーの行動を監視してトラフィック統計を収集するためのもので、ユーザーがサイト上で費やした時間や、訪れたページ、アクセス経路などの情報を追跡できる。

他にも、グーグルは様々な手段でユーザーの情報を集めている――グーグルドライブのアカウントや、スマートスピーカー、グーグルニュースなどからも多くのユーザー情報を得ている。あなたについてグーグルが持っているデータは、本1冊分にもなる（きりがないので、もうこのへんで終わりにする）。

とはいえ、基本的なアイデアはシンプルだ――パーソナライズされたおすすめ動画が増えるほど、その動画はドーパミンを促すものになり、僕たちはその魅力に取りつかれ、何度もリピートするようになる。

グーグルが「無料」で使える理由

古い決まり文句にあるように、営利企業の動機を理解するには「金の流れを追う」ことが役に立つ。ユーチューブの場合、最も重要なのは、前述したとおり「ユーザーにアプリを利用させ続けること」である。これは、アルゴリズムに基づいて構築された他のサービスにも当てはまる。

インスタグラムやツイッター、ユーチューブなどのサービスは、ユーザーの利用時間が長いほど収入が増える。ユーザーを夢中にさせるコンテンツの合間に広告を表示する時間が増えるからだ。本書の執筆時点で、グーグルは収益の8割をひとつの収入源から得ている。そう、広告だ。同社は10年以上にわたってこの割合で収入を得ている[83]――これは、絶えず大きな変化が起こり、破壊的なことで有名なシリコンバレーにおいて、驚くほど堅実で信頼できる収入源だ。

フェイスブックも同様だが、その広告収入の割合はグーグルよりもはるかに高い。本記事執筆時点の直近1年間では、フェイスブックは収益の97%を広告から得ている。[84] フェイスブックとグーグルの2社だけで、インターネット上の広告費の実に61%を手にしている。[85]

何か面白いことを探しているなら、インスタグラムの設定を覗き、自分の広告の設定を調べてみたらどうだろう。* インスタグラムはいくつかおかしな間違いがあるかもしれないが、ユーザーの好みを探るのが奇妙なほどうまいことがわかるだろう。

インスタグラムはユーザーの興味のある事柄のリストを作成するために、インスタグラムとフェイスブックでのユーザーの活動を監視しているが[86]、ニュースサイト「マッシャブル(Mashable)」によれば、フェイスブック経由でログインしたサードパーティーのアプリやウェブサイトからの情報も吸い上げているという。

本章の調査をする前、僕はインスタグラムの広告トラッキングを無効にしていたが、幸い、アカウントの広告パーソナライズ機能を無効にする前に、グーグルが特定した僕の興味についてのスクリーンショットを撮っていた。僕の興味の対象は、177個も挙げられていた。

いくらか的外れなものもあったが（ナイトクラブ、コンバットスポーツ、高級車、サッカーなど、僕には特に興味がないもの）、ほぼすべての項目が正確で、気味が悪いくらいだった。それらはオーディオファイル形式とコーデック、時計、開発ツール、分散コンピューティング、ホーム・オートメーション、任天堂、プロキシとフィルタリング、サウンドライブラリ、テレビのコメディ番組、ビジュアルアートとデザイン、ヨガなどで、かなり特殊な興味の対象も含まれていた。

このリストを見た後、僕はすぐに広告のパーソナライゼーション機能を無効にした。

その結果、ユーチューブではまったく趣味の合わない動画がおすすめされるようになった。とはいえ、インスタグラムで同じ機能を無効にした後は、少なくとも衝動買いすることが減った。

＊細かな手順について説明したいが、インスタグラムの設定画面の表示方法は頻繁に変更されるため、本書の出版後に変わるかもしれない。だから、自分で「DuckDuckGo（ダックダックゴー）」で検索してこの設定画面の表示方法を調べてほしい。

IT企業のアルゴリズムによって、好みにぴったり合うコンテンツが提示されるほど（その人にとってユーチューブの好みの動画が何であれ）、ユーザーはそのサービスを使い続け、何度もリピートするようになる。そう考えると、インスタグラムやツイッターのようなサービスが近年、タイムラインを時系列に表示するのではなく、ユーザーの好みに合わせたコンテンツを優先的に表示するようなパーソナライズ化に移行しているのは驚くにあたらない。

また、ユーザーをとりこにするコンテンツは大量のドーパミンの分泌を促し、心の平穏を遠ざける。有料広告で収益を上げているグーグルやフェイスブックなどのサービスは、僕たちの目の前に不快な広告を提示して、企業にその料金を請求する。

僕たちはこうした目障りな広告が気にならないほどコンテンツに夢中になっているので、サービス側はユーザーがアプリに費やす時間に影響しない程度の絶妙な頻度で広告を表示できる。ユーザーがアプリに留まる時間が長くなるほど、脳内で多くのドーパミンが分泌され、心の平穏は遠ざかる。

考えてみてほしい。グーグルの場合、グーグルドキュメントから検索、ユーチューブに至るまで、同社が提供するほぼすべてのサービスが無料だ。しかし、同社の市場価値は1兆ドルを超えている。グーグルは広告主と協力することで、ユーザーデータからこれほど多くの経済的価値を引き出しているのだ。

こんなことを書いていると、宇宙人を地球から追い払うために、アルミホイルの帽子をかぶり、裏庭にピラミッドをつくっている変人のように思われるかもしれない（僕はそんな人間ではない――ただし、その帽子は５Ｇのワイヤレス光線の一部を防ぐ効果がある。というのは冗談だ）。ともかく、ＩＴ企業の多くが、ユーザーデータから利益を得ているのは紛れもない事実だ。

こうしたパーソナライゼーション・アルゴリズムによって、コンテンツ・プラットフォーム、特にＳＮＳプラットフォームは、現代人の心の平穏にとって、もはやポジティブでもニュートラルでもないものになっていると言えるはずだ。ドーパミンの分泌を促すコンテンツで人々を引き付けるデジタル世界は、明らかに僕たちを平穏から遠ざけている。

不安の多い世の中では、パーソナライズされたオンラインコンテンツは人々の神経をさらに混乱させる。アルゴリズムは、どの動画、画像、更新がそのユーザーにとって良いものか悪いものかを区別しない。ＳＮＳも同じく温情主義的ではない。ユーザーに対して悪意があるわけではないが、利益を上げるためのビジネスを優先させているからだ。

正直に考えてみよう。これらの企業は非難されるべきだろうか？

企業は慈善事業ではない。「もっと」のカルチャーに根差して設立され、成長に夢中になっている企業の場合は特にそうだ。企業が大きくなればなるほど、創業者や従業員は豊かになる。

IT企業が成長するための最も確実な道は、データから利益を得ることである。その方法は、ユーザーに多くのドーパミンを提供することだ。

デジタル世界が魅力的であるという事実は、良いことのように聞こえるかもしれない。たしかに、僕たちはスマートフォンのガラスの画面をタップし、インスタグラムやティックトック、レディット（Reddit）、ツイッターを行き来して、多くの時間を浪費している。だが、こうしたサービスに多くの時間を費やしているのなら、その分だけ、楽しんでいるとは言えないのだろうか？

意外かもしれないが、実際にはそうではない。

グーグルやフェイスブックのような広告会社が提供するサービスは、その瞬間には楽しい現実逃避のように感じられるが、長期的には悪魔との取引になる。パーソナライゼーション・アルゴリズムは、ユーザーの心を刺激して幸福感を導く。だがそれは、時間の経過と共に僕たちをドーパミン中心の生活に追い込むのだ。

その結果、僕たちはさらに不安になる。心の平穏をもたらす化学物質が分泌されにくくなり、活力や満足感をもたらす活動や、自分の価値観に沿った活動に費やす時間が減るからだ。

ドーパミン・バイアスを求めるヒトの脳

前述したように、脳は常に新奇性を求めている。経験が目新しいほど、脳は多くのドーパミンを分泌する。

インターネットがどれだけ目新しいかを確かめるために、SNSにアクセスして、目にした投稿がどれだけ目新しいか（自分にとってどれだけ新鮮で意外なものか）を考えてみよう。SNSを使っていない人は、ニュースサイトをチェックしてみてほしい。このとき、アプリに引き込まれないようにできる限り努力すること。

たとえば、インスタグラムにアクセスして、自分向けにパーソナライズされた「発見」タブをタップし、表示された画像がどれだけ目新しいかを考えてみよう。つい引き込まれて、数分間無心にスクロールしてしまったという人は多いのではないだろうか（僕もそうだ）。フェイスブックやツイッターにアクセスして、最新のニュースや流行りのネタ、心を打たれるような記事を見つけたら、それらがどれくらい目新しいかを考えてみよう。

たまたま引き込まれてしまったら、パーソナライズされたアプリを使うとき、注意力をどれだけコントロールできるか考えてみよう。インターネットでは、意図していたことはすぐに手のひらから滑り落ちてしまう。*

ネット上の目新しい情報は、人の恐怖心や欲求、不安に訴えかけるものだ。この情報は神経を刺激し、心の平穏を遠ざける。ネットに夢中になっていると、心の平穏がもたらす静かな満足や喜び、くつろぎには魅力が感じられなくなる。

その代わりに、僕たちはドーパミンに引き寄せられる――たとえ、ドーパミンを促す習慣が長続きする意義や大きな楽しみを与えてくれなくても。静かにお茶を飲むことは、フェイスブックの画面をスクロールして刺激を得ることに負けてしまう。後で虚しさを覚えてしまうかもしれないのに、ドーパミンを刺激する行動を選ぼうとするのだ。

人は、たとえ後で不安になり、長期的な目標に反することになっても、今この瞬間にドーパミンを最大化しようとする。僕は、これを脳のドーパミン・バイアスだと考えている。

インターネットは「超刺激」の巣窟

インターネットには、科学の専門用語で「超刺激」と呼ばれるものが溢れている。[87] 成果マインドセットとモア・マインドセットに加えて、超刺激は現代社会が人を不安にさせる大きな理由になっている。

超刺激とは、「人間が自然に楽しむようにできているものを高度に加工し、誇張したもの」だと言える。現実の刺激を強化した、人工的なバージョンの刺激だ。人にできるだけ多くのドーパミンを与えて、何度もリピートを促すような仕組みになっている。これは、これらの刺激がその人にとって目新しいものになるようにアルゴリズムによって調整されている場合に特に当てはまる。超刺激のほとんどは、ネット上にある。

その結果、現代社会には、自然でバランスの取れた化学物質の分泌を促す行動の代替となる、刺激的な行動が溢れている。例を挙げよう。

- SNSのチェックは朝食を食べながら友人と話すより刺激的である。
- ポルノはセックスよりもドーパミン作用が強い。
- アプリからテイクアウトを注文するのは、配偶者と一緒に夕食をつくるより刺激的である。
- お茶を飲みながら良書を読むより、ユーチューブの動画を見る方が刺激的である。

＊SNSは、どこから情報を得るかを決めることで自分だけの現実をつくり出せるため、人間同士のつながりを損なっている。ユーチューブを開いて真っ先に表示されるページはユーザーごとに異なり、その人にとって新奇性が感じられるものになっている。このようなカスタマイズされたコンテンツによってつくられる「フィルター・バブル」は偏った関心を促すため、人間同士がつながり合うことを難しくしている。

・ソファに寝転んでネットニュースを読むのは、自転車や散歩などの運動をするより刺激的である。
・Netflixを長時間見ることは、配偶者とボードゲームをしたり、子どもとリビングルームで遊んだりするより刺激的である。

選択肢を与えられると、人はドーパミンができるだけ多く放出される行動を選びがちだ。超刺激は、たとえその喜びが短時間で終わるものだとしても、人が時間や注意を費やせる他のあらゆるものより多くのドーパミンを促す。

ポルノが恋人の魅力を低下させる

ある活動は、脳内で放出されるドーパミンの量が多いほど、次第に中毒性を増していく。研究によれば、ドーパミンの放出量の大きさには次の3つの要因が影響している。[88]

1. **新奇性**――驚きや意外性の度合い。
2. **顕著性（直接的効果）**――刺激が具体的かつ直接的に日常生活にどの程度影響している

か、あるいはどの程度重要か。

3．**遺伝**——生まれつき、脳の一部の領域でドーパミン濃度が高くなったり低くなったりする人もいる。

遺伝は本書の範囲外のテーマだが、簡単に説明しておく価値はある。本書では、心の平穏を得るための幅広いアイデアや儀式を扱う。そのため、それぞれのアイデアを完璧に探求するのは不可能だ（もしそうすれば本書は2万ページにもなるだろう）。さらに、脳について書くときには、ある程度の単純化が必要だ。たとえば本書では主にドーパミンが心を過剰に刺激する点に注目しているが、ドーパミンには良い側面もある。

この化学物質は、明晰な思考に役立ち、変化を起こす意欲を与え、意図的な生活を送りやすくする。それに、心を落ち着かせる化学物質を放出する習慣の多くは、同時にある程度のドーパミンも放出する。つまり、ドーパミンは常に悪者だというわけではない（特に、満足感に関する化学物質と組み合わせた場合）。成果を求めて努力することや、セイバリングと同様、すべてはバランスの問題なのだ。

遺伝は、ドーパミンの暗い側面も照らし出す。脳内のドーパミン濃度の変化に関連する疾患や障害は多数ある。[89] パーキンソン病、ＡＤＨＤ、拒食症は部分的にドーパミンの低濃度と関連しているし、トゥレット症候群、精神病、一部の依存症は脳の一部の領域でのドーパミンの高濃度と関連している。依存症の場合、ドーパミンの急増が繰り返される。統合失調症や双極性障害も、ドーパミンの不均衡と関連していることが多い。

こうした遺伝的要因もあるが、注意しなければならないことがある。それは、「重要なのは、ドーパミンがどんなふうに放出されるか」ということだ。心の平穏をもたらす習慣は、バランスのとれた化学物質の混合物《カクテル》（ドーパミンも含まれている）を放出する。問題になりやすいのは、習慣によって放出される化学物質が、ほとんどドーパミンであるときなのだ。

これは、新奇性の強い超刺激の場合に特に当てはまる。

ドーパミンの放出量に影響を及ぼす3つの要因である「新奇性」「顕著性（直接的効果）」「遺伝」のうち、新奇性についてはすでに簡単に説明した。現代人は、人類がかつて経験したことのないレベルの目新しい刺激を与えられている。

この新奇的な超刺激は僕たちを麻痺させ、同時に不安にさせる。ドーパミンが増えるほど、そのレベルの刺激を得続けたいと思うようになり、「今、ここ」での心の平穏を感じにくくなる。昔ながらのテレビ放送からユーチューブへの転換が起こったことで、エンターテインメントは誰にとっても目新しいものではなく、1人ひとりにとって目新しいものになった。だからこそ、これまで以上に魅力的になり、抵抗しにくくなった。

この目新しさがどこよりも発揮されているのは、ウェブサイトで一番のタブーとされている、インターネットポルノの領域だ。これは書くのに気が引けるが、妙に魅力的なテーマでもある。これほど広く利用されていながら、言及することさえ禁じられているインターネット・サービスは他にない。男性の7割がポルノの常用者だが[90]、これらのウェブサイトについて語る人はほとんどいない。

インターネットポルノは、多くの点で究極の超刺激である。『Your Brain on Porn』（邦題『インターネットポルノ中毒：やめられない脳と中毒の科学』、山形浩生訳、DU BOOKS）の著者ゲイリー・ウィルソンは、「ポルノサイトには新奇性の追求がそのレイアウトに組み込まれている。複数のタブを開いて何時間もクリックを続けることで、狩猟採集時代の先祖が一生かけて経験したより多くの新たなセックスパートナーを10分ごとに〝体験〟できるからだ[91]」と述べている。

性的興奮は他の何よりもドーパミン濃度を上昇させるので、人工的ではあるが、実際のセックスよりもはるかに新奇的であるインターネットポルノに強い中毒性があるのも無理はない。

他の超刺激と同様、ポルノにも深刻な弊害がある。ある研究によれば、「ポルノを見たあと、被験者の親密なパートナーに対する満足度（パートナーの愛情、身体的外観、性的好奇心、性的パフォーマンスに対するもの）が低下した」[92]という。つまりポルノは性的な親密さを台無しにし、パートナーの魅力を損なう可能性がある。ポルノを見ると、同じ相手の魅力が下がってしまうのだ。

しかも、この研究はインターネットにポルノが登場する前の1988年に実施されたものだ。当然、現在ではポルノの新奇性はますます過剰になっているので、その分、悪影響も大きくなっている。パートナーとの親密な時間では、ポルノを見ている時間よりもドーパミンの放出が少ない。その結果、人間の原始の脳は、その時間をインターネットでポルノを見る時間よりも価値が低いと考えてしまう（一方、パートナーと親密に過ごすと、心の平穏に関連する化学物質が多く放出される）。

ポルノの使用は不安や抑うつにつながりやすい[93]。それはこの超刺激が心を不安にさせ、ドーパミンに依存させやすいからだと考えられる。SNSが人間のつながりをシミュレートしながらも友人との親密さを減少させているように、ポルノも親密なつながりをシミュレートしながらパートナー（パートナーがいない人は、将来のパートナー）との親密さを減少させている。注意を怠り、目新しさを絶え間なく求め続けた結果、深い絆で結ばれた人間関係でさえも、その犠牲になってしまいかねないのだ。

幸せの秘訣は、期待しすぎないこと

「新奇性」と「遺伝」に続くもうひとつのドーパミン放出の要因は「顕著性（直接的効果）」だ。刺激が人に与える直接的な影響が大きいほど、ドーパミンも多く放出される。

この仕組みはごく単純だ。道端で20ドル札を拾うのと、年間5000ドルの昇給を告げられるのは、新奇性は同じ程度かもしれないが、昇給のほうが人生に及ぼす影響がはるかに大きいので、ドーパミンの放出量も多くなる。同様に、プロポーズの言葉に相手が「はい」と答えてくれたときは、4回目のデートの誘いに応じてくれたときよりもはるかに大きなドーパミンの上昇を引き起こす。

新奇性は、ここでも別の形で作用する。「幸せの秘訣は、期待しすぎないこと」とよく言われる。これはドーパミンのせいだ。たとえば、5000ドルの昇給を期待していてそれを手に入れた場合、まったく昇給を期待していなかった場合よりもはるかに少ないドーパミンしか放出されない。

同じく、年間5000ドルの昇給を期待していて、1000ドルのボーナスをもらった場合、1000ドル豊かになったにもかかわらず、がっかりしてしまうかもしれない。

これは、ドーパミンは結果が期待より良いと上昇し、悪いと低下するからである。人類の進化の過程で、この機能はある目的を果たしてきた。ある研究によれば、「報酬が予期せず得られたり、得られなかったりする状況は、新たな学習の機会になる」[94]。

現実が期待にそぐわないと、神経化学で「ドーパミン報酬予測誤差」と呼ばれる現象が起こる。この誤差は、何か価値あることを学ぶべきだと示唆するものになる。何が起きたのかを分析し、ドーパミンの急上昇《ブースト》（または欠如）から学ぶことで、次回の期待をもっとうまく管理できるようになる。それによって、人は世界の仕組みをより良く理解できるようになり、生き延びる可能性を高められるのだ。

残念ながら、超刺激はこの学習のループを悪用するようにつくられている。

魅力的な超刺激の犠牲

インターネット上のパーソナライゼーション・アルゴリズムは、新奇性と顕著性（直接的効果）の2つのドーパミン要因を巧みに利用している。前述のように、IT企業はユーザー情報を多く収めるほど、個々のユーザーに新奇的なコンテンツをフィードできる。

また、ＳＮＳが他のアプリやウェブサイトより中毒性が高いのは、それが身近だからである。

ユーザーがそこで目にするコンテンツは、自分が知っている人たちに関するものだ。これほど身近なものもない。

この親しみやすさが、ネット上の超刺激の中毒性を生み出している。自分にとって身近なテーマに関するコンテンツは魅力的だ。心地よく、何度もリピートすることへの抵抗が少なく、楽しいと感じる。心理学ではこれを「単純接触効果」と呼ぶ[95]。

人は、どんな刺激であれ繰り返しさらされると、それが身近だからというだけの理由で、その刺激を好むようになる。刺激がポジティブかニュートラルかネガティブかは関係ない[96]。これが、ユーチューブのようなウェブサイトが単に興味深いだけでなく、自分の一部であるような個人的なニッチ領域にユーザーを引き込んでいる理由かもしれない。

たとえば、「メカニカルキーボード」というマニアックなテーマに関する動画を何十本も見ることで、そのテーマはあなたのアイデンティティの一部になり、自分自身に語りかけるストーリーの一部になっていく。あなたはもはや単にキーボードに漠然と興味を持っている人ではなく、メカニカルキーボードの愛好家になっている。テーマへの親しみは、新奇的な情報の消費を加速させる。

またデジタルドーパミンは、モア・マインドセットによって、将来できる限り多くのものを手に入れるように人々を駆り立てる。SNSは、僕たちの原始的な脳が、お金より重要だと考える指標を提供してくれる――どれだけ人気があるかや、知り合いからどれだけ「すごい人」と見られるかどうか、といった指標だ。

IT企業が運営するアプリの多くに、なぜ通貨と同等以上の価値を持つと見なせる数字が関連付けられているのかは不思議ではない。フォロワー数、「いいね！」の数、友人やつながりの数なども、すべてこの種の通貨の例である。ドーパミンによって突き動かされたユーザーは、こうしたアプリに表示される通貨をできる限り増やさなければならないと感じている。

IT企業がドーパミン・バイアスを利用する巧妙な方法は他にもある。いつも衝動的に使っているアプリを開いても、2回に1回程度しかコンテンツに目を通さないという人もいるかもしれない。思わず引き込まれる魅力的なコンテンツが表示されることもあるが、たいして面白いものがなくてすぐにアプリを閉じることもあるのではないだろうか。

これは偶然ではない[97]。研究によれば、人間の脳は、報酬が得られる確率が50％の場合、100％の場合に比べて約2倍のドーパミンを放出する。だから、僕たちがメールを頻繁にチェックするのも、SNSアプリを何度も見てしまうのも無理はない。

書籍『Atomic Habits』（邦題『複利で伸びる1つの習慣』牛原眞弓訳、パンローリング）の著者ジェームズ・クリアーは、「原則として、ある行動から得られる直接的な喜びが目先のものであるほど、それが長期的な目標に合致しているかどうかをよく疑うべきである」と書いている。[98] 僕たちは、クリアーが「誇張された現実」と呼ぶものに屈し、「祖先が進化してきた世界にあるものよりも魅力的な」超刺激の犠牲になってしまう。

脳は穏やかさを求めているかもしれないが、ドーパミンには逆らえないのだ。

話を続ける前に、超刺激と心の平穏との関係をおさらいしておこう。ネット上での行動の大半は超刺激によって引き起こされ、脳内のドーパミン・ネットワークは心の平穏のネットワークとは逆の関係にある。その結果、超刺激は人を心の平穏から遠ざけ、不安へと追いやる。脳内の化学物質のバランスが崩れ、脳内の活性化が、穏やかさや存在感をもたらすネットワークから、刺激を感じさせるネットワークへと移ってしまうのだ。

僕にとって心の平穏を求める旅の重要な転換点は、スマートフォンのアプリが人間の脳の仕組みを利用していると気づいたときだった。誰もがそうであるように、僕の心はドーパミンが大好きだ（そして渇望している）。だが、集中力や活力、生産性を求めていた僕は、それらと相反するこのドーパミンに対する欲求を抑えなければならなかった。

麻薬に中毒性があるのは、それが脳内のドーパミンを急増させるからだ。この観点からすれば、フェイスブックやツイッター、ユーチューブは、化学的なレベルでは軽度の依存性薬物だと見なせる。錠剤によってではなく、人間の基本的な感情や衝動に訴える視聴覚的イメージを介して脳内のドーパミンを放出させるのだ。

これは人がこうしたサービスを論理的にどう考えているかではなく、脳がそれらを原始的にどう捉えているかという問題だ。

前章では、僕が初めてiPhoneを手に入れたときの体験と、この機器がいかに驚異的な製品であるかについて簡単に説明した。この機器を使う時間が長くなるにつれ、僕にとってそれは便利な道具というより、ドーパミンを得るための手段になっていった。それは有用なツールという枠を超えて、僕の日常生活に悪影響をもたらす何かに変わっていったのだ。

その後もiPhoneは、毎年のように改良された新型が発売された。画面が大きくなるにつれてますますたくさんの情報を表示できるようになり、プロセッサが高速化されるにつれてドーパミンを刺激するアプリがサクサク動くようになった。カメラの性能が上がるにつれて、自分の日常を世界と共有して「いいね！」をさらに増やせるようになった。

携帯電話を使えば、その瞬間のどんな不安も紛らわせるような気がしたのも、僕のスマートフォン依存を助長させた。

つながりを感じたければ、ツイッターやインスタグラムの最近の自分の投稿にどれだけの人が「いいね！」を押したかを確認すればいい。自尊心を満たしたければ、出版社の著者ポータルサイトでその週の自分の本の売れ行きを確認すればいい。誰かに受け入れられていると感じたければ、数人の友人にメールを送って誰が最初に返信してくれるかを確認すればいい。

もちろん、期待は現実を歪める。スマートフォンを覗く度に、「いいね！」や本の販売部数などの数字に満足することが半分、がっかりすることが半分だった。それでも、しばらくするとまた画面を覗いてしまった。これらの数字を確認することは、僕にとっての現実逃避の手段だった——実際には、隠れた慢性ストレスであったにもかかわらず。

ドーパミン刺激高度を可視化する

日常にどれだけ多くの超刺激が忍び込んでいるかに気づいた僕は、一歩引いて、最大の気の散る対象を取り除く計画を立てることにした。

不安の理由を分解してみると、少しばかり厄介な状況が浮かび上がってきた。予防可能な慢性ストレスの要因のリストをつくり、それらをコントロールする努力をした人には、僕が気づいたことがわかるかもしれない。慢性ストレスの要因を手なずけるために最善を尽くしていたにもかかわらず、超刺激は日常生活に現れ続けてきた。

もちろん、心の平穏を得るために脳内化学のバランスを取り戻すには時間がかかる。けれども、超刺激はそれをさらに難しくする。

振り返ると、僕はデジタルの超刺激に夢中になるにつれて、アナログの超刺激にも時間を費やすようになっていた。ドーパミンはドーパミンを生む。ドーパミンが増えれば増えるほどその高いレベルを維持したくなり、さらなるドーパミンを渇望するようになるのだ。

デジタル世界でこの化学物質を求めれば求めるほど、僕はアナログ世界でもそれが欲しくなった。酒の量が増え、テイクアウトの回数が増え、オンラインかオフラインかを問わず買い物の回数が増えた。

気づけば、僕の生活はドーパミンを中心に回っていた。たしかに、出張先のホテルの部屋ではリラックスしながら風呂に入ったかもしれないが、そのときは同時にポッドキャストを聞いていたし、それは美味しいテイクアウトのバターチキンをたらふく食べた後だった。また、たとえ移動中にネットから離れようとしても、飛行機の機内でネットが使えるようになっていれば、ドーパミンの刺激が欲しくてつい誘惑に負けてしまった。

とはいえ、最終的に燃え尽き症候群に陥ってしまったことを除けば、僕は仕事ではうまくやっていた。だが残念ながら、私生活にも超刺激が溢れていた。強迫的にアプリをチェックしたり、毎週、大量の加工食品を食べたりと、あらゆる刺激に囲まれていた。

それは自分を心の平穏から遠ざけるだけだった。

ドーパミンを刺激する習慣や活動を見直すことは極めて重要だ。それぞれの活動によって、放出されるドーパミンの量は違う——これは、「刺激高度」という形で表現できる。刺激高度は、各活動を、下に行くほどドーパミンの放出量が少なく、上に行くほど放出量が多いものとして、グラフに視覚化することもできる。

自分の毎日の活動をリストアップし、上のグラフに書き込むこともできる。最も新奇的でパーソナライズされた超刺激は一番上に、最も刺激の少ない活動は一番下に位置することになる。僕自身の1週間の主な活動を書き込んだ結果を、191ページのグラフに示す。

もちろん、たとえあなたと僕がまったく同じ活動に時間を費やしたとしても、それぞれのグラフは違ったものになるはずだ。人によってどの活動にどれくらい刺激を感じるかは違うし、日々経験する顕著性や新奇性の度合いも異なるからだ。

毎日の活動によって放出されるドーパミンの合計が、全体的な刺激高度になる。このように、人がどれくらいの精神的な刺激を得ているかは、心がどれくらい各活動のドーパミンに慣れているかによって変わるのである。

1日の大半をメールやSNS、ニュースに費やし、帰宅後はビールを飲みながらテレビを見るような生活をしていると、このグラフの高い位置で生きていることになり、結果として強い不安を感じやすくなる。気を散らせることが慢性ストレスになっていると、それは燃え尽き症候群につながる。

逆に、ドーパミンを強く刺激する活動から意図的に離れ、エンゲージメントを意識しながらセイバリングを実践していると、グラフの下の位置で生活することになる。その結果、存在感や集中力が増し、心を落ち着かせることができる。

もちろん、このグラフに収まり切らない活動もある。上限を超えるのは、ハードドラッグの使用など、ほとんどの人がしていない、過度のドーパミンを放出する活動だ。こうした活動は、刺激を高さに喩えた刺激高度の考えがうまく当てはまる。

つまり、ドーパミンの作用が大きければ大きいほど、その後の急降下の幅も大きくなる。また、グラフの下には、数時間目をつぶっているだけのような、ほとんどドーパミンを放出しない活動が位置する。これらについても特に言及する必要はないだろう。こうした極端な活動の

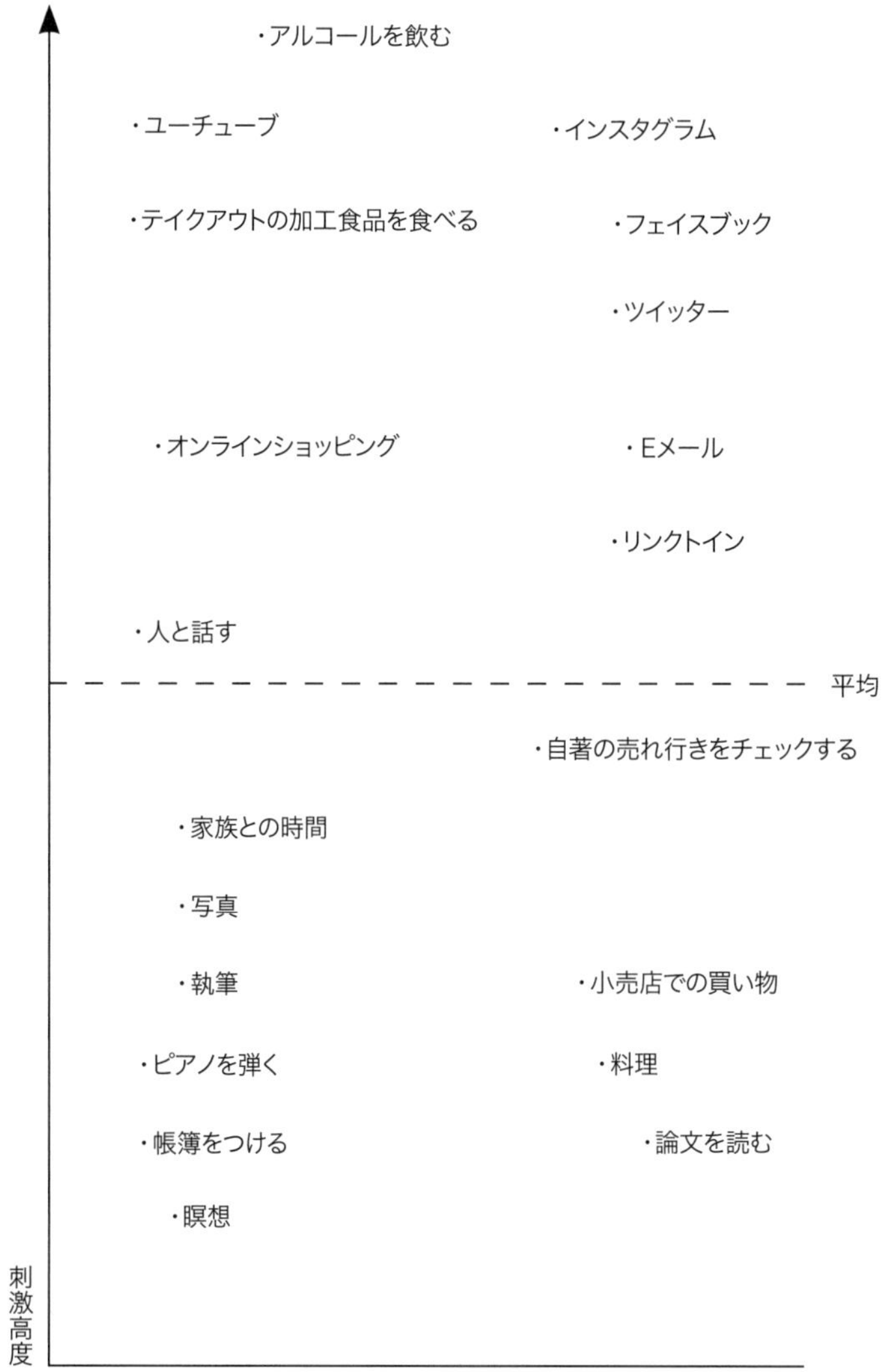
・アルコールを飲む
・ユーチューブ
・インスタグラム
・テイクアウトの加工食品を食べる
・フェイスブック
・ツイッター
・オンラインショッピング
・Eメール
・リンクトイン
・人と話す
平均
・自著の売れ行きをチェックする
・家族との時間
・写真
・執筆
・小売店での買い物
・ピアノを弾く
・料理
・帳簿をつける
・論文を読む
・瞑想
刺激高度

あいだに、僕たちの日常的な活動のほとんどが位置している。

このグラフは、日常的な習慣やタスク、活動を視覚化して、自分の心がどの程度刺激されているかを大まかに観察するのに最適な方法だと思う。ぜひ、自分の習慣や活動をこのグラフに書き込んでみてほしい。

個人的にはこの視覚化に大きな効果があると感じているが、面倒なら、日々の行動や気を散らすものを書き出し、それぞれの新奇性や顕著性を他と比較するだけでもいい。完璧なリストをつくらなくてもいい。自分が日々どんな活動をしていて、それが他と比べてどれくらいドーパミンを刺激しているかや、どれくらい目新しいものに感じているかを大まかに把握できれば十分だ。

一般的に、グラフの一番下に近い活動をするほど、心は穏やかになる。

自分が日々どんな超刺激にさらされているかを把握し、一日中高いドーパミン濃度を保とうとしている衝動に突き動かされていないかに目を向けよう。

たとえば表計算ソフトを使って退屈な作業をしているとき、ドーパミンの刺激が欲しくて頻繁にメールチェックをしていないだろうか？　会議前にちょっと時間が空いたら、すかさずスマートフォンの画面をタップしていないだろうか？　数時間インターネットが使えなかった飛行機の機内から解放されたら、すぐにスマートフォンの画面を覗き込んでドーパミンを浴びようとしていないだろうか？

毎日の活動をドーパミンの量で分類して、いくらかの試行錯誤をしたら、僕がそうだったように、以下に示すことに気づくはずだ。

- **刺激高度はすべて同じではない**――グラフの上部付近にある活動は、たいていの場合、時間の無駄だ。これらは、ただ心を刺激したいという欲求からついしてしまいがちな気晴らしや時間の浪費であることが多い。また、これらの活動は慢性ストレスの要因にもなりがちだ。
これらの活動の下に、自分の時間を生産性や意義で満たせる、バランスのとれた化学物質の放出を促すタスクがある。これらは単に生産性や意義につながるだけでなく、僕たちが幸せで穏やかな気分になるのにも役立つ。また、受け身ではない、能動的な活動だとも言える。
- **上昇すればするほど、下がりたくなくなる**――ドーパミンには中毒性がある[99]。人間の心はそれを渇望するように進化してきたので、この化学物質を放出する活動を自分の目標を前進させる活動と見なそうとする。
心は強い刺激を好む。たとえば、表計算ソフトでの作業中にメールの着信に気づいたときなど、現在していることよりも新しいことに抵抗なく注意を向けようとする。弱い刺激のものに注意を向けようとするのはとても難しい。なぜなら、ドーパミンが得られなくなってしまうからだ。つまり、刺激高度のグラフには常に上昇気流が働いている。現代人は、この力に積極的に抵抗しなければならない。

●**刺激高度は時代の変化と共におそらく上昇してきた**――日常生活の隙間にインターネットが潜り込んできたため、平均的な刺激レベルは過去から現在に向かって上昇してきたと考えられる。

●**グラフ内の活動の位置は変動する**――グラフに描かれている活動には、年を追うごとにその位置を高めていくものがあると考えられる。一般的に、僕たちを取り巻く環境は目新しさを増している。パーソナライゼーション・アルゴリズムを用いたSNSなど、このグラフ上の活動の一部は、刺激性をますます高めていくだろう。結果的に、時間の経過と共にデジタルの超刺激とアナログの刺激の距離は広がっていくことになるはずだ。

●**アナログの活動はグラフの底辺近くに、デジタルの活動はグラフの頂点付近にある**――ただし、必ずしもそうだとは限らない。デジタルの会計ソフトで帳簿に記入することは、アナログのブロードウェイミュージカルを鑑賞するよりも低く位置づけられるかもしれない。アとはいえ一般的には、アナログの活動はグラフの下に、デジタルの活動は上に集まる。アナログ活動は心を落ち着けて取り組むエンゲージメントにつながりやすく、デジタル活動はドーパミンをできるだけ多く放出させることに関わっている。注意しなければ、ドーパミンがアナログ生活に流れ込んでしまう。この問題はとても重要なので、後述の第7章では、1章すべてを使って、アナログ世界とうまく関わる方法について探っていく。

- **刺激があるからといって、幸せになるわけではない**——日常的な活動の刺激レベルを客観的に見てみると、グラフの一番上と下にあるものでは、生じる感覚がまったく違うのに気づくはずだ。僕の場合、グラフの一番上にある活動から生じるのは、「ストレスフル」「空虚」「現実逃避」といった感覚だ。逆に一番下の活動は、「楽しさ」「満足感」「心の平穏」といった言葉で表現できる。これにも、様々な活動が放出を促す化学物質が関わっている。

超刺激から自分を解放する方法は、ここではひとまずお預けにしておく（次章で詳しく説明する）。僕の場合、1日の隙間から雑草のように生えてくる超刺激をコントロールするには、かなりの試行錯誤や調査が必要だった。

刺激高度のグラフを実際につくった人は、刺激的な活動が多いからといって、自分を責めないようにしてほしい。ドーパミンを求めるのは、人間にとって自然なことなのだから。とはいえ、こうした活動の存在を意識することが、あなたの毎日をより良いものに変えるための第一歩になる。

刺激高度を下げ、心の平穏を見つける

活動的でいられることだけが、100年生きたいと思わせる秘訣である。[100]

——日本の言葉

〔Héctor García、Francesc Miralles著『Ikigai: The Japanese Secret to a Long and Happy Life』（未訳）からの引用〕

本章を含め、本書ではここまで、慢性ストレスや成果マインドセット、モア・マインドセット、超刺激など、僕たちの新たなレベルの刺激や不安に向かわせる力を中心に論じてきた。これらを通して、読者がある重大な事実を理解してくれたことを願っている。それは、「現代人は心を落ち着けようとして、間違った化学物質を促すような活動をしている」ということだ。

デジタル世界の新奇性や顕著性が増すにつれ、人はリラックスしたいときにも、デジタル機器に頼るようになった。その結果、隙間時間や自由時間は以前ほど実りあるものではなくなっ

た（あなたがある程度の年齢で、幼い頃からSNSを使っていないと仮定して）。

超刺激がもたらすドーパミンを強く求めていると、不安になり、落ち着かなくなり、ストレスを感じやすくなり、存在感が薄れ、精神のバランスが悪くなる。これらの超刺激は、主体的にではなく、受け身で時間を過ごすことにもつながる。

現代人は、何もせずにいると罪悪感を覚えがちだ。この罪悪感は、刺激の低い活動をしているときに体験する不快感と実質的に同じものであることが多い。心がじっとしているとき、僕たちはその状態に「退屈」「落ち着かない」「焦り」「罪悪感」といったレッテルを貼ろうとする。だがこれはすべて、心の平穏を見つけるプロセスの一部なのだ。

超刺激が様々な形で不安をもたらすことを知った僕は、自分の日々の習慣や活動を見直し、空いた時間を使って心を静める方法を得るための意図的な努力を開始した。

隙間時間や休憩時間に刺激高度を下げれば、落ち着きを取り戻しやすくなる。**隙間時間や休憩時間の目的は、平均的な刺激高度を下げることだ**とさえ言えるかもしれない。

そうすることで、不安の隠れた源でしかない習慣に溺れることなく、純粋に心を落ち着かせる方法で自由時間を過ごせる。刺激のレベルを下げ、落ち着いた気持ちでいられるようになる。炭鉱のカナリアと同様に、この高度の低い場所には、酸素がたくさんある。

刺激高度のグラフの下部を見てほしい。満足感や落ち着きがあるのはここだ。すぐに満足感を得られるものは、大量のドーパミンを伴うことが多い。こうした即時的な刺激がない活動からは満足感が得やすく、バランスのとれた化学物質が放出されるため、時間をかけて人生を深く楽しめるようになる。心は、刺激と努力の比率が高い活動に引き寄せられるが、この傾向は不安を高めやすい。この衝動に抵抗することが、深いレベルの心の平穏につながる。

穏やかな生活とは、キャンプで焚き火に魅せられたり、朝の通勤時に通り過ぎる木々の色合いの移ろいや、地平線から顔を出す日の出の光景など、日々の些細なことに気づいたりするような暮らしのことだ。刺激高度が低いほど、日々の生活で様々なものを味わう機会は増える。

これらの刺激の低い場所で多くの時間を過ごすことは、心の平穏を求める旅において最も難しく、かつ最も見返りの多いものになるだろう。僕たちは長い1日のあとに、リラックスのはけ口を求めて、ビデオゲームやSNS、飲酒、オンラインショッピング、あてのないネットサーフィンなどの、高レベルのドーパミンを保つために超刺激に引き寄せられる。

しかし、心からくつろぐには、刺激高度の下に向かっていかなければならない。

僕自身の場合、かなりの努力を要したが、最終的には刺激高度を下げ、これらの刺激的な習慣の代わりとなるものを見つけられた。それについては、以降の数章で詳しく説明していく。

それは、次章のテーマである「ドーパミン断食」の実践にもつながった。いささか尋常ではない響きではあるが、これは心の平穏を得るためにとても有効な方法だ。これから詳しく見ていこう。

第5章のまとめ

- ドーパミンの放出には、「新奇性」「顕著性」「遺伝」の3要素が大きく影響している。インターネットに溢れる「超刺激」は、前者の2つを強く刺激する。
- 「刺激高度」を用いて自分の習慣や活動を視覚化すると、自分がどれだけ日常的にドーパミンの刺激を求めているかを俯瞰できる。
- 刺激の強い習慣や活動を減らして刺激高度を下げることには、不安を取り除く効果がある。

第6章

Stimulation Fasting

ストレスを減らせる刺激断食

心の平穏を探求する旅を始めて1年が経った頃、依然として超刺激を手放すのに苦労することもあったが、僕は目標に向かって着実に進んでいた。

自分の不安の根底にある問題のほとんどは突き止めていた。不要な慢性ストレスを引き起こし、ドーパミン中心の生活を送ることにつながっていたのは、成果マインドセットやモア・マインドセット、超刺激だった。僕は本書でこれまでに説明してきた様々なアイデアを用いて、不安を軽減させ、燃え尽き症候群を和らげ、エンゲージメントを高め、慢性ストレスの他の要因に対処しようとした[*]。

この試みを続ける中で、すぐに2つのことが明らかになった。

ひとつは、予防可能な慢性ストレスの要因を取り除こうとするのと同じくらい、予防不可能な慢性ストレスの要因に対処するのも重要だということだ。予防不可能な慢性ストレスの要因は、予防可能なものと同じくらい多い。それに突き詰めれば、心はどのストレス源が予防でき、できないかを知らない（あるいは気にしない）。どちらも同じように悪影響をもたらす。

そのため、予防不可能なストレスにやられてしまわないような習慣を身につけることが重要だ。幸い、適切なストレス解消法を採用すれば、予防不可能な慢性ストレスの多くは緩和できる。ストレスは消えないが、それに対処する余力を高められるのだ。

もうひとつは、最も厄介なストレス源、つまり抵抗できないほど魅力的な超刺激に対処するためには特別な努力が必要だということ。悪質な超刺激は、人間の脳の性質を利用しようとしてくる。キッチンにある美味しいクッキーを食べるのを我慢するのが大変なように、純粋な意志力だけで超刺激に抗うのは至難の業だ。そのため、何らかの仕組みを変えることが必要になる。

次章では、予防不可能なストレスに対処する方法を紹介する。この章では、予防可能なストレスに焦点を当て、どれだけ抵抗してもすぐにまた現れてくるしぶとい超刺激の源を手なずける方法について考察していこう。

ストレスの出入りを考える

ストレスに関する研究結果は、興味深いことを示唆している。それは、ストレスとは時間の経過と共に〝心身に蓄積されていくもの〟であるということだ。ストレスが生み出すプレッシャーを和らげたり、こまめに解消したりしないと、それはさらに蓄積していく。

*「様々なアイデア」と書いたが、僕が実際に経験したことは少し順番が前後している。本書では、読者にとって役立つものになることを優先し、僕が心の平穏を探求する中で発見したことを順番通りに書くのではなく、実際に役立ったものを整理して書いている。

加圧型のスチール製のドラム缶をイメージしてもらいたい。この頑丈なドラム缶には1本のパイプがつながれている。パイプの目的はただひとつ。やけどするほど熱い蒸気をドラム缶に送り込むことだ。栓をひねると、ドラム缶の内部は蒸気で満たされて圧力が高まる。ご想像の通り、このドラム缶はあなたの心（と体）であり、蒸気はストレスである。

この喩えは、ストレスの影響、さらには慢性ストレスと急性ストレスの違いを視覚化するのに効果的だ。急性ストレスは一時的なものだが、それでもドラム缶に蒸気を送り込む。ほんの少しの場合でも、圧力は高まる。

もし急性ストレスだけしかストレスを感じない生活をしているとしたら、人は自然かつ無意識的にストレスを緩和する方法を行ない、ここの例で適切な（そしておそらく陳腐な）喩えを使うなら、ある程度のガス抜きができる。このストレス解消法とは、ポッドキャストを聞く、読書をする、運動をする、休暇旅行に出かけるといったことだ。

対照的に、慢性ストレスは常にドラム缶に圧力を与え続ける。慢性ストレスが高まるほど、送り込まれる蒸気も増え、圧力は蓄積される。仕事のプレッシャーや家計のやりくり、将来の経済的不安などから生じる慢性ストレスの量が平均的なものであれば、対処は特別に難しくはない。時間をかけて圧力を解消していけば、ストレスを感じながらもなんとかやっていける。

これは、ストレス源が人生の大事な目的に関連していて、自分の価値観と結びついた努力をしている場合は特にそうだ。

だがネットニュースやSNSのウェブサイト、アプリの頻繁なチェックなどで不要なストレス源が増えすぎると、ストレスは発散する以上のペースで蓄積されていく。そして次第に、燃え尽き症候群のしきい値に近づいていく。

燃え尽き症候群や不安感など、本書で言及したストレスの悪影響を感じたことがある人は、おそらく僕のケースと同じように、行き場のないプレッシャーを蓄積させていたのだろう。

何も手を打たないと、加圧されたドラム缶は揺れ始める――不安が生じているのだ。

さらに長いあいだ何もしないと、圧力が蓄積され、ドラム缶は継ぎ目からバラバラになってしまう――そう、燃え尽き症候群だ。

そうなると、バラバラになった部品を拾い、もう一度組み立て直すしかない。

だが幸い、ドラム缶には開放弁がある。人間に喩えるなら、心のバランスを取るためのストレス解消法だ。これを用いれば、ストレスを発散させ、コルチゾールを減らせるので、ストレスが蓄積して悪影響を生じさせることはない。

ここで、再び簡単な質問の答えを考えていただきたい。

「あなたの日常では、解消するストレスよりも入ってくるストレスのほうが多いですか？」

もちろん、これは正確に計算するのが難しい質問だ。答えがイエスなのかノーなのかすらもわからないかもしれない。それでも、出ていくストレスと入ってくるストレスのどちらが多いか、大まかに考えてみてもらいたい。

突拍子もない喩えのように聞こえるかもしれないが[*]、ストレスを管理することは「フロー最適化の方程式」の問題として捉えられる。日常生活に大量のストレスが流れ込んでくると、ドラム缶はガタガタと音を立て始める。解消しないストレスが蓄積されていくと、ついにはバラバラになる。流れ込むストレスと出ていく（解消する）ストレスがほぼ同じだと、人は幸せを感じ、元気になり、目の前のことに没頭しやすくなる。

ストレスは少なすぎても問題になる。生産性の連続体の末端にいる、意欲のまったくない人のことを思い出してみよう。入ってくるストレスより出ていくストレスのほうが多いと感じている人は、新しいことにチャレンジするなどして価値あるストレス源を見つけ、意欲を高めようとしてもいいかもしれない。良いストレスは、苦痛《distress》の反対語である「ユーストレス《eustress》」と呼ばれ、長期的に見れば人生を驚くほど豊かで有意義なものにする。

もし以前の僕と同じように、出ていくよりも入ってくるストレスのほうが多いという人は、過剰なストレスを解消する手段を探さなければならない。

その方法を探っていくために、まずは僕が実験的に試してみた「ドーパミン断食」と呼ばれる方法についての話をさせてほしい。ドーパミンを促すストレス源に抵抗できないという人には、この方法が意外なほど役立つかもしれない。

合わせて、心を落ち着かせるための魅力的な化学物質についてももう一度説明しておこう。

ドーパミン断食

心の平穏を探求し始めてしばらくたった頃、僕は心の平穏《カーム》、不安、燃え尽き症候群などのテーマについて様々な発見をしていたにもかかわらず、まだ不安や落ち着きのなさを感じていた。ステージ上でのパニック発作に襲われて以来、様々な対処策を試してはいた。だが、この長引く不安の原因は明らかだった。僕は、慢性ストレスの原因である最も強い刺激を手なずけるのに苦労していたのだ。

ツイッターやインスタグラム、ニュースサイトなどの超刺激をやめられないことで、疲労感を覚え、シニカルになり、非生産的になっていた。これらは砂糖をたっぷり使ったお菓子のようなものだった。口にいれた瞬間は甘くて美味しいが、後味はよくない。

＊本書にはかなり突拍子もない話が出てくるので、読者はもう驚かないかもしれない。

案の定、過去の著作でも書いたように、仕事中には注意力散漫防止アプリを有効にしていないと、簡単に誘惑に負けてしまっていた。私生活でも同じだった。あまり認めたくはないが、夜になるとこの手の慢性的な刺激源に何時間も浸っていた。

何かを変えなければならなかった。

前述したように、神経化学について書くときには、説明のために、ある程度話を単純にしなければならない。これは脳内のドーパミンを含めた神経伝達物質の場合も同じだ。

ドーパミンには人を超刺激の中毒にさせる力があるが、悪さばかりをするのではない。ドーパミンは僕たちにモチベーションを与え、論理的かつ長期的な思考を助け、血管や腎臓、膵臓、消化器系、免疫系の機能を助け、身体の正常な働きをサポートする。過剰なドーパミンは不安な気分を高め、生産性を低下させるが、人はドーパミンなしでは生きていけないのだ。

この化学物質に支配された状態から逃れられないと感じている人は多い。そのため、一定期間、ドーパミンを促す活動を一切控える「ドーパミン断食」(「ドーパミン・デトックス」とも呼ばれる)を実践しようとする人たちもいる。細かいことを言えば、「ドーパミン断食」という名称には少し語弊がある。なぜなら、食事から炭水化物を一切カットするみたいに、身体から生じるドーパミンをすべてカットすることは不可能だからだ。

僕たちがカットできるのは、手軽で空虚ないつもの刺激的な（ドーパミンを瞬時に得ることが主目的になっているような）行動だ。このデトックス（僕はこれを、ドーパミン断食というより「刺激断食」だと考えるようになった）は、ドーパミンによって動機付けられた衝動的な行動から抜け出し、脳内から不要な習慣の経路を消し去ることを目的とする（以降は、この試みを刺激断食と呼ぶことにする）。

心の平穏を得るための旅を始めてからしばらくした頃、僕は1か月間、人工的な刺激をできる限り控えると決意した。目的は、心を鎮め、慢性ストレスを抑えて、刺激高度を低く保つこと。

まず、自分の生活にある超刺激をリストアップし、いまだに（気が進まないときですら）やめられずにいた慢性ストレスの頑固な要因について考えた。次に、これらの気を散らす活動を完全にやめるか、減らす計画を立てた。これらの活動はたいてい、忙しい時間帯に生じていた。刺激は仕事にも私生活にも入り込んでいた。デジタルのものも、アナログのものもあった。その違いは問題ではなかった。とにかくドーパミンを促す刺激的な活動をできるだけ多く挙げて、従うべき基本的なルールを定め、前もって障害を予測することに最善を尽くした。

アナログ面では、まずアルコール（ドーパミンを急増させる）を一切口に入れないようにした。テイクアウトの食事を注文するのもやめた（僕はこの人工的な加工食品を気晴らしに食べるのが大好きだった）。食べ過ぎ（特に、ストレスに任せたやけ食い）にも注意した。

ご想像の通り、カットした刺激のほとんどはデジタルだった。いざやめてみると、妙にすっきりした気分になった。まず、ニューヨーク・タイムズやCNN、ザ・ヴァージ、グローブ・アンド・メールなどのデジタルニュースを一切見ないようにした（「Freedom」というブロッカーアプリをパソコンとスマートフォンにインストールしてこれらのサイトを非表示にするか、サイトのアプリそのものを削除した）。

ツイッターやインスタグラム、ユーチューブ、レディットなどのSNSもやめた。例外として、ヨガや運動に関するユーチューブ動画と、お気に入りのテック系ユーチューバー2人の動画（純粋に楽しんでいたので、衝動的に見てはいなかった）だけは見てもいいことにした。

インスタントメッセージを使うのも控えた。メッセージのチェックは1日3回まで。メッセージアプリの通知機能は無効にしたが、各アプリのアイコンの隣に表示される数字は有効にして、新着のメッセージが届いているかが一目でわかるようにした（メッセージがそれなりの数に達してからチェックできるので、1日3回のチェックが有効になった）。

メールチェックも1日3回に制限した。これはこの実験の中でも特に難しいと感じたことだった。そこで、すぐに返信はできないことを相手に知らせる自動応答機能を活用したところ、うまくいった。注意を逸らすものを目に入らないようにする工夫をしたことも、同じく効果的だった。

この1か月間は、自著の売れ行きやウェブサイトのアクセス数、ポッドキャストのダウンロード数、ニュースレターの購読者数などの数字は見ないようにした。これらは虚栄心を満たすことが目的になっていたデジタルの刺激だった。

実験を続けていくうちに、私生活や仕事で次のようなルールを定めることが役立つと気づいた。

- 衝動的にテレビや映画、動画などを見ないように、コンテンツを見る場合はそれを24時間以上前に決めておく。
- メールやテキストメッセージなどを送りたい場合は、コンピューターのテキストファイルで文面をつくっておき、次にネットに接続したときにまとめて送信するようにした。こうすることで、人といつ関わるかを選択できるようになり、一日中、絶えず誰かのメッセージで作業を邪魔されることがなくなった。
- オンラインショッピングをするときは、何を買うかを最初に決め、ネットでの「ウィンドウショッピング」に時間を費やさないようにした。

日常生活から刺激的な活動を減らし、取り除いていくと同時に、バランスのとれた化学物質が放出されるような活動を増やしていった（集中力を逸らすような活動に取って代わる、心を落ち着かせる活動については次章でたっぷりと紹介する。これらの方法は、ストレスを減らすのにも役立つ）。そのため、それまで刺激的な活動をしていた時間がなくなっても、手持ち無沙汰になるようなこともなかった。

「今、ここ」に集中する

僕自身の刺激断食の顛末を詳しく話す前に、心の平穏を求める旅のよき道連れとなる、オキシトシンやセロトニン、エンドルフィンなどの化学物質についてここで簡単に説明しておこう。あなたがこの文章を読んでいる今も、これらの化学物質が脳や身体を駆け巡っていて、心身を正常に保つことや、読んだ内容を理解することなどを助けてくれている。

ドーパミンと同じく、これらの化学物質が脳や身体から放出される量は、活動の種類や遺伝によって変化する。僕はドーパミンを促す活動をやめたことで、代わりにこれらの穏やかな化学物質をバランスよく放出する活動がしたかった。

一般向けの心理学書に親しんでいる人なら、これらの神経伝達物質の名前を聞いたことがあるはずだ。ただしここでは、これらの化学物質が僕たちをどんな気分にさせるかが重要であるため、その生理学的な仕組みについては（興味深いものの）説明を割愛させてもらう。端的に言えば、これらの化学物質は、存在感や幸福感を高め、つながりを深めるのに役立つ。

セロトニンは、自信や幸福感をもたらしてくれる（減量に成功したときや、目指してきた目標を達成したときなど）[101]。**エンドルフィン**は、陶酔したような高揚感をもたらす（運動中に〝ゾーン〟に入ったときなど）。**オキシトシン**は他者とのつながりを感じさせる（マッサージを受けたときや、パートナーと親密な時間を過ごしたときなど）。

これらの化学物質がドーパミンやコルチゾール（身体から分泌される主なストレスホルモン）のような他の物質と組み合わさることで、僕たちがある瞬間にどんな気分になるかが決まる。ドーパミン作用の弱い活動は、これらの化学物質の放出を促しやすい。その量は、様々な条件に応じて変化する。

たとえば、誰かにマッサージしてもらうと、**オキシトシン**の放出が刺激される。身体を触れ合わせる友好的な活動も同様だ。また、他の化学物質もおまけとしてついてくる。マッサージを受けると、コルチゾールが減り、セロトニンとドーパミンが増える。そのとき僕たちは、つながりを感じ、幸せな気分になり、ストレスを忘れられる。ボランティア活動も、セロトニンだけでなくオキシトシンの放出も促す。愛する人と過ごすことも、オキシトシンを増やすよい方法だ。

オキシトシンは他者との身体的・感情的なつながりを感じさせるあらゆる活動によって分泌されるが、**セロトニン**は自分を誇らしく思える活動によって分泌される。セロトニンは、自分は他人より優れていると感じたときにも分泌される。これは良くないことのように聞こえるし、実際にそれが当てはまることもある。人は無意識のうちに常に自分と他人を比較し、自分の位置づけを確認している。相手の職業を知りたくなるのも同じ理由だ。

このような側面はさておき、セロトニンは僕たちを幸せで快適な気分にもさせてくれる。セロトニンの放出を促すには、たとえば「達成したことリスト」をつけておくとよい（僕は刺激断食のあいだも、日々の努力がどんな成果をもたらしたかを自分自身に思い出させるために、このリストをつけていた）。また、自分が誇らしく思えることを頭に浮かべたり、ちょっとした〝お山の大将〟のような気分を味わったりすることでもセロトニンは分泌されやすい。ボランティアがセロトニンを促しやすいのは、何か良いことをしていると、自分が重要な人間になったと感じやすいからだ。

また、セロトニンにはコルチゾールの悪影響を中和する働きもある。[102] 不思議なことに、セロトニンは「気分を良くする」化学物質と呼ばれることが多いが、体内のセロトニンのほとんどは腸内に存在する（次章では食べ物と心の平穏について探求する）。

エンドルフィンは、身体の痛みを感じたり、笑ったり、泣いたりするときに放出される。ストレッチをするときも放出されやすい。僕は刺激断食中、『きみに読む物語』をもう一度観たり、『きみがぼくを見つけた日』を読み返したりはしなかったが、運動の時間をたっぷり確保し、一緒に笑い合える友人と過ごす時間を増やした。刺激断食をするときは、十分な運動を行なうように心がけよう。

運動はエンドルフィンだけでなく、ドーパミンの放出にもつながる。これは刺激断食を始めたことでドーパミンが急減した場合に、気分を改善するのに役立つ。また、運動はエンドカンナビノイドの放出も促す。これは、「ランナーズハイ」と呼ばれる、ランニングの最中に体験することがある静かな高揚感のような、落ち着いた安心感を味わわせてくれる化学物質だ。また愛し合うことは、今、ここにいる感覚を高める化学物質の分泌を促す。研究によれば、恋愛相手との親密な時間ほど、人を現在に向かわせるものはない[103]。

ドーパミンは心の平穏との関係においても注目に値する化学物質だ。繰り返すが、ドーパミンはどんな方法で促すかがとても重要だ。ドーパミンに突き動かされるような生き方は、あまり有意義ではない。刺激断食の実験中、僕はまだドーパミンを分泌させる行動をとっていたことに気づいた。そして、できるだけクリーンな方法でドーパミンを得るように努めた。たとえば、かなりの時間を計画や創造的作業に費やした。それはどちらも脳のドーパミン系によって支えられているものだった。

成し遂げるのが難しく、努力を要する活動はすべて、ドーパミンの放出を促す（ドーパミンを促すためのもっと便利で刺激的な方法よりわずかに分泌量が少ないだけだ）。たいてい、誰でも日常生活の中でこうした活動をしているものなので、わざわざ探す必要はない。刺激からではなくエンゲージメントからドーパミンを得ようとすることは、心の健康を高めるための最善策になる。

大事なのは、**今この瞬間を楽しむための活動は、大きな心の平穏につながる**ということだ。そうすることで、目の前のことに夢中になれ、生産的になり、満足感も高まるようになる。

column

こうした活動を試みても、まだ気持ちが落ち着かないと感じた場合は、薬理学的な支援が必要かもしれない。医学的なアドバイスは本書の範囲を超えているが、本書が提案するアイデアを試してもまだ誰かの助けが必要だと感じるようなら、精神科医に相談してほしい。また、極端なドーパミン作動性の習慣（薬物使用など）を断つとひどい離脱症状が生じたことがある人は、ドーパミン断食を行う前に必ず医師の指導を受けてほしい。

刺激断食の思いがけない教訓

簡単に言えば、刺激断食は、心のバランスを整え、再起動させるための近道のようなものだ。この実験を開始してまず気づいたのは、自分がいかに見せかけの忙しさに時間を費やしていたかだった。

強迫的にスマートフォンやパソコンをチェックし、漠然とSNSのタイムラインをスクロールし、何も考えずに画面をタップする——こうした習慣を取り除くと、心のバランスを取るのに役立つ活動をする時間が生まれた。次章で説明する方法をいくつも実践した。たとえば自然の中で過ごす機会や運動の回数を増やし、楽しみながら手の込んだ料理をするようにもなった(妻はこのとき僕がつくったエンゼルフードケーキの美味しさを今でもよく話題にする)。瞑想する時間も増えた。[104]

第4章で触れた『もっと!:愛と創造、支配と進歩をもたらすドーパミンの最新脳科学』の共著者ダニエル・リーバーマンによれば、瞑想は「ヒア・アンド・ナウ・ネットワーク」を活性化させる極めて優れた方法だ。僕は勉強し、たくさん読書をした。デジタル世界ではオーディオブックやポッドキャストを聴き、オンラインのクラスをいくつか受講した。人とつながるために、ボランティア活動や友人と遊ぶ時間を増やした。もちろん、妻と一緒にいる時間も増やした（彼女に迷惑がられるくらいに）。

即興演劇の授業を受けたり、絵を描いたり、ピアノを習ったりと、クリエイティブなことを楽しむ時間もつくった。仕事面では、心の平穏というテーマを探るために、執筆や調査、インタビューをする時間を増やした。刹那的で刺激的なことより、生産的で重要なことに意識を向けるようになった。

生産性をテーマに執筆やコンサルタントをしている僕は、いわば時間管理のプロだ。それでも、刺激的な活動をやめるとこんなにもたくさんの自由な時間が手に入ることに驚いた。現代人は「自分には自由な時間はほとんどない」と思い込んでいるが、実際には考えているよりはるかに多くの時間がある。気を散らしている時間は、1日の活動の合間に散りばめられているが、塵《ちり》も積もれば山となるで、合計するとかなりの量になる。

つまり僕たちには、心を落ち着かせるための時間はある。だが、高刺激の活動を我慢する忍耐力がないのだ。

刺激断食では、この忍耐力が求められる。つまり、我慢しながらの低空飛行を自分に強いる必要がある。この実験の効果はすぐに現れ、ものの数日もすると明らかになることもある。特に、刺激の強い習慣の代わりに何をするかを事前に決めておくと、この実験は意外なくらいに楽しいものになる。

もちろん、それまで習慣にしていた刺激を断つのは簡単ではない。けれども、静けさを促す有意義な活動をしていると、心が落ち着くにつれて、辛さを感じなくなっていくはずだ（個人的には、この種の断食を行う期間は1か月が妥当だと思う。長く感じるかもしれないが、大切なのは長続きする変化を起こすことであり、そのためにはそれなりの期間が必要だ。とはいえ、期間は自分に合わせて調整しよう。ドーパミンを促す活動が1日の生活の中で特に多くないという人は、リセットのために断食期間が短くてすむ場合がある）。

僕はこの断食によって、自由な時間が増えただけでなく、実りあることに集中しやすくなった。仕事の生産性は上がり、プライベートな時間も有意義になった。変化はすぐに起こった。断食初日、仕事の合間に、ネットニュースを見ずに、机の上に溜まっていた領収書を整理した。仕事後も、ｉＰａｄでニュースサイトを見るという選択肢はなかったので、友人に電話をしたり、セイバリング・リストにあるものを味わってみたりした。時間の機会費用を常に考えていた僕にとって、選択肢は減ったが、その選択肢は生産的で意味のあるものになった。この変化もすぐに現れた。

数日もすると、活力が高まってきた。これには2つの理由があると思う。まず、心のバランスを整える習慣に切り替えたこと。ハッピーな気持ちになり、積極的になり、日々の活動に費やすエネルギーが増えた。

第2に、お決まりのウェブサイトを頻繁にチェックしなくなったため、慢性ストレスを感じにくくなったこと。この影響もたちまち現れた。断食2日目には、目覚めてすぐに何も考えずにスマートフォンでメールをチェックする代わりに、ナイトテーブルの上に置いてある本を手に取り、10分から15分ほど読書をした。受信したメールを何度も読み返さなくなった。メールチェックは1日3回までとしたおかげで、速やかに返信するようになった。

実験開始から1週間後、僕は自分のビジネスの状況や、本の売り上げ、講演依頼などの数字を週に1回チェックすることを解禁した。この程度なら、貴重な情報を見逃すことなく、刺激高度を下げるという実験を続けられると思ったからだ。これは、意外な形で効果をもたらした。毎日何度も数字をチェックしていた頃に比べて、ビジネス全体を俯瞰できるようになったのだ。

これはどんな指標にも当てはまることだが、数値をチェックする頻度が少ないほど、広い視野で全体を捉えやすくなる。普段の習慣から身を引くことで、その習慣を客観視できる。

たとえば、投資口座の残高を毎時間ではなく月1でチェックすると、日々の変動に一喜一憂することなく、運用パフォーマンスの全体的な傾向を把握できる。営業チームを率いている人は、チームの成績を頻繁にチェックせず、週報という形で報告を受ければ、短期的な変化と長期的な傾向を区別できる。

会社のSNSアカウントを運営している人は、フォロワーがひとり増減するたびに逐一確認するのではなく、確認頻度を減らすことで、長期的な傾向をつかみやすくなる（たとえば、時間の経過と共にフォロワーは減っているかもしれない）。

対象から離れるほど視野が広がるので、何が重要かを把握しやすくなるのだ。


意外にも、刺激断食によって視野が広がったと感じたのは、オンラインでの情報収集においてだった。インターネットの情報は両極化している。ユーチューブのニッチな動画と同じく、SNSではアルゴリズム的に、強い意見が好まれる仕組みになっている。こうした強く極端な意見は新奇性が高く、SNSでは大きな注目を集め、人々は多くの時間をそれらに費やすことになる。ニュースやSNSをチェックする頻度が減ったことで、不安を煽る情報に頻繁にさらされなくなり、慢性ストレスも感じにくくなった。

デジタル世界が慢性ストレスにつながる理由には、人々の関心領域、すなわち日常的に注意を向けている世の中の出来事の範囲が広がっていることも挙げられる。

ラジオやテレビ、インターネットが登場する前、自分や家族の日常生活の範囲外の広い世の中で何が起きているのか知るには、新聞を読むしかなかった。当時は、自分が直接影響を受けない出来事から生じる慢性ストレスは今よりもはるかに少なかった。ストレスがまったくなかったわけではないが、自分の手に負えない問題についてあれこれと思い悩むことはそれほどなかった。

関心領域が広がること自体は悪くない。世の中の問題を知ることは社会をより良くしていこうという行動につながるし、他人に共感するのは人間を人間たらしめている美徳でもある。だがこれらは不安を煽る。特に、ニュースの消費に関してはそうだ。ニュースでは圧倒的にネガティブな情報が多い。人は、ネガティブなニュースに注意を向けるからだ。ある研究では、ネガティブなニュースを見聞きした被験者が興奮し、警戒心や反応力が高まることが生理的なレベルで観察された（ポジティブなニュースの場合、生理的な影響は生じなかった[105]）。

ネガティブなニュースは、ネットやテレビ、雑誌などの視聴者や購読者を増やす。カナダのマクリーンズ誌の露店での売り上げを分析した研究[106]によれば、表紙にネガティブな写真や見出しを使っていた号は、ポジティブな表紙の号よりも約25％多く売れていた。読者は、ポジティブなニュースよりもネガティブなニュースを選んでいたのだ。

情報を消費するときにネガティビティ・バイアスに支配されていると、慢性ストレスが生じやすくなる。人は、気分を悪くするようなコンテンツに引き込まれてしまう。この傾向は、社会が強いストレスにさらされ、世間全体が一種の燃え尽き症候群のような状態に陥りかねない状態になっている時期には特に注意が必要だ。

シニカルさが燃え尽き症候群の大きな要因であることを考えれば、こうした状態にあるときにネガティブなニュースを多く消費すると、世界の出来事に対する見方はさらに歪みやすくなる。人間には生まれつきネガティビティ・バイアスがあることや、ネガティブな出来事が起こる割合はポジティブな出来事が起こる割合の3分の1しかないという事実を思い出そう。

自分や家族、地域社会に直接的な影響を及ぼさない出来事、特に自分の力ではどうしようもない出来事に、過度の注目や時間を投じるのは好ましいことではない。デジタルからの情報摂取を意図的に減らせば、関心領域が過度に広がることもなくなり、慢性ストレスにもさらされにくくなる。このように一歩引くことで、落ち着きを取り戻し、自分の人生に影響を与える重要な問題に向かい合えるようになる。

僕の場合、刺激断食には刺激高度を短期間で下げられ、思ったほど辛くなかったという利点もあった。代わりに何をするかを予め考えていたことで、刺激に対する味覚をスムーズにリセットできた。研究によれば、超刺激は繰り返しさらされると新奇性が弱まる。[107] その結果、刺激が物足りなく感じられるようになるので、人はさらに強い刺激を求めるようになる。だが、刺激断食によって強い刺激をしばらく避けていると、小さな刺激でも満足しやすくなる。

砂糖を断つと、最初は辛いかもしれないが、2週間もすれば味蕾がリセットされ、1個の熟した桃が山盛りのフルーツキャンディと同じくらい美味しく感じられるようになる。刺激も同じだ。些細な刺激では物足りないと感じているのなら、刺激を控えるべきだ。

頻繁な超刺激が次第に感覚を麻痺させるのは、人間の脳内の報酬経路が〝豊かな世界〟ではなく、〝希少な世界〟を想定して設計されているからだ。

人類の進化の過程では、現在のようにドーパミンは無限に供給されなかった。豊かさ自体は悪くはないが、脳はこの新しい刺激にネガティブに反応する。つまり、ドーパミンを促す習慣を繰り返すと、脳がそれに反応して放出するドーパミンの量は少なくなっていく。最初は楽しかった刺激も、次第にそうではなくなっていくのだ。その結果、ポルノ中毒者がさらなる興奮を求めて過激なコンテンツを求めていくように、ＳＮＳやニュース、人工的なジャンクフードの消費者も同様に強い刺激を求めるようになる。

何かが希少なとき、脳はそれを価値あるものと見なす。何かが豊富にあるとき、脳は次第にそれを当然だと見なし始める。これは「快楽順応」と呼ばれる現象だ。

これはセイバリングにも当てはまる。何かが少なくなると、人はそれをよく味わうようになる。希少性は、経験を価値あるものにするのだ。

美味しいシナモンパンを食べるとしよう。一口ごとに、体感する美味しさの度合いは変わっていく。最初の一口は格別に美味しいと感じられるが、次の一口から少し薄れ、最後の一口のあたりで再び強く感じられるようになる（とはいえ、すぐに食べ終わるので、脳はこうした細かな違いにはあまり気を取られずに全体的にこのパンが美味しかったという印象を持つ)。

このことは研究結果によっても裏付けられている。ある研究[108]では、予告されていたよりも少ない数のチョコレートを受け取った被験者は、予告されていたよりも多くのチョコレートを受け取った対照群(両群とももらうチョコレートの個数は同じ)と比べて、「チョコレートをゆっくりと味わいながら食べ、満足度も高かった」。別の研究[109]では、1週間チョコレートを控えた被験者は、新しいチョコレート1個を味わって食べた。

これが希少性効果だ。伝説的な投資家ウォーレン・バフェットが、本書の執筆時点で1000億ドル以上の資産を保有しながら、割引クーポンを集め、1958年に3万1500ドル(現在の価値で約25万ドル)で買った家に住んでいるの[110]もおそらくそのためだ。バフェットは、希少性の価値をよく知っているのだ。彼は、「他にもっと幸せになれる場所があると思えば、私は引っ越す」と語っている。

人は楽しいことに慣れるし、豊かさは楽しさを保証しない。これは、ドーパミンを促す超刺激には特に当てはまる。

実験を始めてしばらくすると、毎朝新聞を読むのが妙に楽しくなってきた。それは僕の唯一のニュース源だった。時折、前日のニュースの噂を耳にしたときは、翌朝ベッドから飛び起きると真っ先に玄関先に新聞を取りに行き、最新情報をアップデートした。

食事を美味しくする秘訣が食べる前にお腹を空かせておくことであるように、何かを満喫《セイバリング》することの秘訣は何かを楽しむ前にそれを期待しておくことなのだ。毎朝玄関先に届くニュースは数時間前のものだったが、この時間的な遅れが僕のニュースへの反応をいい意味で鈍らせ、重要な問題を一歩引いて捉えられるようにしていた。

即座に報酬が得られる刺激に費やす時間が大幅に減ったことで、この実験は、単にドーパミンに関するものに留まらなくなってきた。それは、僕にとって生き方を振り返る契機になった。デジタル世界の刺激的な情報を避けるようになった代わりに、何年も読んでいなかった古いウェブコミックのウェブサイトを覗いてみた。このたわいもないコミックに、昔と同じように笑っている自分に気づいた。

実験が中盤に差しかかった頃、妻が友人たちと出かけていたとき、自宅のソファに横たわりながら、長い間感じていなかった退屈さを覚えていることに気づいた。ｉＰａｄの写真アプリを立ち上げ、数年前に初めて実家を出て一人暮らしを始めた頃の写真を眺めてみた。まだ付き合う前だった妻の姿はなく、僕は市内のイタリア人地区にある殺風景な狭いアパートに住んでいた。

写真を眺め、過去の日々を追体験していると、それまでに感じたことのないような懐かしさが込み上げてきた。大きな夢を持ち、日々様々な思いを抱えて生きていた頃の記憶が蘇ってきて、強い喪失感を覚えた。バックミラーから人生を振り返ると、その後の人生の展開を知っているだけに、物事を当時よりも俯瞰して捉えられるようになる。

そのときふと気づいた。失われた日々を懐かしみ、過去を焦がれる感情に襲われているのが、以前と同じような生活をしたいからではないということを。僕は、あの頃と同じような方法で世界と関わりたいと思っていただけだった。

あの殺風景な、壁に飾り物のひとつもない単身者向けのアパートにはもう住みたくはなかった。僕が焦がれたのは、心の平穏だった。常に刺激にさらされて不安に駆られてばかりの今のような生活とは違う、当時のシンプルで落ち着いた生活だった。昔の写真を懐かしんだあと、そこに写っていた旧友の何人かに連絡してみた。みんな、久しぶりの連絡を喜んでくれた。同じスマートフォンを使うにしても、ドーパミンを煽るアプリに引き込まれるのに比べて、昔の仲間と連絡を取り合うのは素晴らしいと感じた。帰宅した妻を強くハグして、自分の人生に彼女がいてくれることに感謝した（家の壁を綺麗に飾りつけてくれることにも）。

人には、過去を懐かしみ、現在を実際よりも複雑なものと見なす傾向がある。それは、人生を俯瞰する視点が足りないせいだ。これはある意味で当然だ。現在の生活を、一歩引いたところから眺めるのはとても難しいことだからだ。

ともかく、このノスタルジーの感覚は良いものだった。実験中にそれを味わえたのは、思いがけない贈り物だった。

もし、暇だと感じた瞬間にツイッターを見ていたら、この懐かしい感覚を味わうことも、過去を振り返ることもなかっただろう。将来に思いを馳せたりもしなかっただろう。隙間時間に刺激を求めようとはしなくなった代わりに、僕は有意義な活動の合間に、近い将来に楽しみにしていることを頭に浮かべて、そのワクワクした気持ちを深く味わうようになった。

正直、この実験がこれほどうまくいくとは思わなかった。刺激断食という名前にはどこか仰々しい響きがあるが、実際に得られる効果は本物だった。実験を続けるにつれ、僕の生活からは常に何かに追われているような忙しさの感覚が薄れていった。

これまで僕が大切だと述べてきた、「時間」「忍耐」「生産性」「有意義さ」「客観的視点」「心の平穏」「奥深さ」といったものをはっきりと実感できるようになった。また、余計なものに気を取られる時間が減り、目の前の出来事についてよく考えられるようになったので、記憶力も高まった。

さらに、心を落ち着かせ、穏やかな気持ちを保てるようになったことで、日々の出来事に対する忍耐力も増した。

なんと素晴らしい贈り物なのだろう。

とはいえ、刺激断食では最初から良いことばかりが起こるわけではない。僕と同じようにこの実験をしようとする人は（ぜひそうしてほしい）、最初の2週間は、刺激に対する強迫的な衝動を抑えるのに苦しむだろう。落ち着かず、気を紛らわせるものを強く求めていることに気づくはずだ。「ストレスの多い状況」「気まずい瞬間」「退屈な気分」など、携帯電話を手に取る様々なきっかけにも気づくかもしれない。

注意深く自分を観察し、この落ち着かなさも刺激断食のプロセスの一部であると考えよう。それは、心が静まり始めていることの兆候なのだ。

途中でちょっとした壁にぶつかることもあるだろうが、それは想定できることだし、適宜乗り越えていけばいい。僕の場合、画面のロックを解除するたびに新着メッセージを真っ先に確認するのが習慣になっていることに気づいてから、携帯電話を別の部屋に置くようにした。刺激断食の終盤、妻と僕は家を購入した。契約間際には、ホームインスペクターや不動産業者、弁護士とやりとりをしながら、大量の事務的手続きをしなければならなかった（僕は、意図的に時間を区切ってそれを「コミュニケーション・モード」と名づけ、この種のコミュニケーションをその時間内のみで集中して行ない、日中の重要な活動を邪魔されないようにした）。

また断食期間には、テイクアウトを注文したい、著書の売り上げなどの数値を確認したい、特に長い1日を過ごした日の終わりには妻と一緒に乾杯したいといった衝動に何度か駆られた。だが、誘惑には負けなかった。役に立ったのは、代わりに用意していた選択肢だった。この1

か月間で、たった一度だけ誘惑に負けたことがある。著書についての僕のインタビュー記事が世に出たときに、その本がどれだけ売れているかをチェックしたのだ。これくらいなら、誘惑に負けてもよいと思った。

この実験は本当に実りの多いものだった。紛れもなく成功だった。

刺激断食3つの実践ポイント

刺激断食の実践自体は、特別に難しくはない。難しいのは、刺激断食で取り戻した感覚をいかに持続させるかだ。僕は最初の刺激断食のあとも、超刺激が再び生活に忍び寄ってきたために、さらに数回の刺激断食を行なった。これと同じパターンを辿る人は多いだろう。注意を奪う刺激は脳の神経回路の仕組みに付け込んでくるため、放っておくと簡単に復活する。大切なのは、注意を怠らないことだ。定期点検をして、刺激が日常生活に入り込んでいると感じたら、再び1か月間（あるいは数週間）、刺激をカットしよう。

刺激断食は以下のような手順で実践するとよい。

- **ドーパミンを促す活動と注意を逸らす対象を特定し、日常生活から取り除く**

アナログかデジタルかにかかわらず、自分の大切な時間と注意力を奪っているものが何かを考えよう。ストレス源を棚卸しして、ドーパミンを促す習慣の中から、カットしたいもの、減らしたいものをすべてリストアップする。自分の生活に合わせて、気が散るものをどう防げるのか現実的に考える。

ドーパミンを促す刺激に24時間ずっと抗うのが難しいと感じたら、時間帯を区切ろう。気が散る対象のアプリを指定時間だけ無効にできるディストラクション・ブロッカーを使う、問題のあるアプリをスマートフォンから削除する（またはパスワードを長く覚えにくいものにして、ログインするたびに入力しなければならないようにする）などの方法がある。配偶者やパートナーに、計画通りに刺激を断っているかを監視してもらうのもいい（もっといいのは、一緒に刺激断食を実践することだ）。

・刺激の代わりとなる健全な活動をリストアップする

このステップは重要だ。慢性ストレスの要因を、短期間の急性ストレスの要因に置き換えられる。心を落ち着ける化学物質を促すのは、つながりや成果、挑戦を通じて「今、ここ」にいる感覚を高める活動だ。これらの活動は、たいていアナログ世界に属している（次章で説明する）。

これらの楽しい活動（「時間がないから」という理由でしばらく手をつけていないものも）

をリストアップしておこう。代表的なのは、読書やエクササイズだ。旧友に電話をする、スポーツをする、絵を描く、長い間触れていない楽器を手に取る、ガーデニングをする、などもある。何かをしたくなったら、このリストを見てみよう。代わりとなる活動が多いほど、刺激断食は容易になる。

●期間を決め、断食を開始し、変化を観察する

何事も、効果を実感できると継続しやすい。この実験も同じだ。期間を定め（低レベルの刺激に慣れるまで平均で8日ほどかかるため、最低でも2週間以上かけて実施することをお勧めする）、断食開始後は、変化に注目しよう。

心は落ち着きやすくなったか？　集中力が高まり、仕事を多く成し遂げられるようになったか？　「今、ここ」にいる感覚や、私生活の充実度は増したか？　燃え尽きたり、ストレスを感じたり、不安になったりしなくなったか？　どんな変化が起こり、違いを生じたかを時間をかけて考えよう。

ツイッターは僕の魂を空っぽにする

僕が初めてのドーパミン断食を終えたのは、偶然にも2020年3月中旬の、新型コロナウイルスのパンデミックの発生時期と重なっていた。その結果、断食後に再び見始めたデジタル情報は、以前よりもさらに気を散らせ、不安を増すものになった。

新聞でパンデミックの状況を把握するときと、オンラインで最新情報を得るときでは感覚が違っていた。同じ内容のニュースでも、オンラインでは極端で不安を煽るように提示されていると思えた。新聞では事態を俯瞰する視点が得られたが、オンラインにあったのはパニックだけだった。

大声の意見がSNSのフィードに流れてきて、その瞬間は心配事が増えた気がする。だが最初のロックダウンの後、自分や大切な人たちの生活には特に深刻な変化は起きていなかった。

ネット上の人たちの不安や悩みが、僕の不安や悩みになっていた。1日に一度、新聞の冷静で分析的な視点からニュースを得るのではなく、数分ごとに更新されるウェブサイトやSNSのフィードから、ウイルスや株式市場の動揺、政情不安の情報を得ていた。ネット上のソーシャル・ニュースの特徴である、心配や不安、気を散らせるものが渦巻くサイクロンに飲み込まれていた。

そのとき、僕はそれまで経験したことのない衝動に駆られた。それは、こうした刺激的な情報から一歩身を引き、ネットを切断することだった。自分の頭と心をSNSの手に引き渡さないようにし、これらの企業の金儲けのために操作されたり、注意を逸らされたり、利用されたりしないことだった。この日、僕は発作的に、机の上のメモ帳に次のような言葉を書き殴った。

ツイッターは僕の魂を空っぽにする
ニュースは僕の心を空っぽにする
どちらも僕を脅かし
燃え尽き症候群を引き起こす
これらは何としても避けるべき
それは僕にとっての地雷原だ

最初の刺激断食の後、以前は中毒性があると感じていたストレス源は、空虚で無意味なものに感じられるようになっていた。パンデミックが始まったことで、家族の健康や仕事の状況、自治体の感染状況・対策などについて考えるだけで十分なストレスがあった。過度の不安に陥った世界が抱える懸念を背負い込む余裕などなかった。それに、刺激断食のおかげで、刺激を断つ力は培われていた。

もちろん、それはパンデミックのあいだに人々が経験した痛みを無視することではない。1人ひとりにパンデミックの物語があり、他人より辛い思いをした人もいる。しかし、ここで言いたいことは単純だ。「世の中の不安やストレスが特に強い時期には、情報のダイエットに気を配る価値がある」。そうすれば、心の平穏と冷静な思考を保ち、周りで起きている重要な出来事に対処するための精神的余裕を持てるようになる。

一番心に留めておくべき教訓は、心に定着するまでに何度も学び直さなければならなかった教訓であることが多い。僕も、気の散るものを日常生活に取り入れたり取り除いたりする中で、「気を散らすものは気を散らすものを生む」という教訓を学び直した。

これは、ドーパミンがドーパミンを生むためだ。心を刺激すればするほど、人はその刺激を高いレベルで維持したくなり、強い刺激を求めるようになる。だから毎朝、読書をする、静かにコーヒーを飲む、家族と一緒に過ごすなどして穏やかな気分で1日を始めれば、その日を通して穏やかな気分を保ちやすくなる。

強い刺激を一日中求め続ける必要はない。ニュースばかり読み続けて心を空っぽにする必要などないのだ。

アナログ世界で心のバランスを取る

木を切り倒して幹の切り口を見ると、「年輪」と呼ばれる同心円状の輪の層があることがわかる。それぞれの輪は、その樹木が1年間でどれくらい成長したかを示している。

年輪は様々なことを物語っている。その木の樹齢（輪の数を数えるとわかる）や、毎年の成長量（年輪の幅が広いほど成長量が多い）、さらにはその木が生涯を通してどれくらい他の木が密集している場所に生えていたか（片方の輪の幅が他と比べて狭いほど、その年にその方角付近に他の木が多く生えていたことを示す）といったことだ。

人の心もこれに似ている。脳の構造を見てみると、人間がどこから来たのか、どんなふうに進化してきたのかをよく理解できる。

たとえば、社交的であることが報われることがわかる。[111] 脳のかなりの領域は、他者とのつながりを司るためにつくられているからだ。また、脳の外側の層（論理的・空間的な推論や、言語を司る大脳新皮質など）が、脳の内側に存在する古くて本能的な層（衝動的な行動を司る辺縁系など）の後で進化したことも観察できる。「美味しいお菓子を食べたい」と「痩せたい」といった競合する目標がある場合、古い脳（お菓子を食べたい）が新しい脳（痩せたい）に勝つことが多い。

脳の外層は高度に発達しているが、中核領域は依然として原始的である。脳が現在の形に進化したのは約20万年前という説が有力だ。[112] かなり長い時間だと思えるかもしれないし、たしかに現代文明の発展の歴史と比べればそうだが、脳の進化の歴史全体と比べればほんの一瞬に過ぎない。

人間の脳が現在の状態に進化したのは、文明が誕生するはるか前のことだ。コンピューターの計算速度はおよそ2年ごとに2倍になっているが、人間の脳は狩猟採集や道具の手造りを始めた頃とまったく変わっていない。人類の祖先は昆虫や爬虫類、鳥類をつかまえ、ベリー類や木の実、野菜を摘んで生活していた。石をナイフに変え、火打ち石で火を熾《おこ》し、木の枝を束ねてつくった住居で雨風をしのいだ。

今日、人間はこの同じ原始的な脳を使って、その脳では十分に認識できない世界で生き延びることを余儀なくされている。いわば水から出てきた魚のように、不利な状況下で必死に生きているのだ。人間の原始的な脳が現代世界でうまく機能しない理由については、本書では深く掘り下げない。このことを説明した書籍は、僕自身の過去の著作も含め、すでに数多く世に出ているからだ。

とはいえ、今あなたがこの文章を読むために使っている脳が、日々経験するストレスの大部分が身体的なものであった時代に形成されたという事実は考慮しておく価値がある。恐ろしい肉食動物に追われていた人類の先祖は、ポケット内のピカピカの長方形の画面に届くメールの受信通知ではなく、牙をむき出しにした虎から大きなストレスを受けていた。

人間の原始的な脳は、現代世界を生き抜くうえで大きな問題を2つ抱えている。過去に経験したことのないレベルのストレスに直面していることと、そのストレスを発散させる手段が乏しいことだ。

現代のストレスの大半は、人類の先祖の時代には存在しなかった精神的なものだ。それに、現代人はストレスを溜め込んでしまう。

太古の昔、運動はよいストレス発散になっていた。[113] 当時の人類は、1日約13キロメートルも歩いていた。他人とのつながりもストレス解消に役立っていた。当時の人類は、1日の大部分を仲間に囲まれて過ごしていた。また、良質で本物の食物（土の中にあるものや、木に生えているものなど）を体内に入れていた。一方、現代人は運動量が少なく、他者との交流は減り、健康的な食事を取る量も少なくなっている。

ある意味では、それは大きな問題ではないと言える。医療や交通手段、ＳＮＳなどの文明の恩恵に浴している現代人は、原始人よりも長生きできるのだから。だが残念ながら、現代人の生活では、出ていくストレスよりも入ってくるストレスのほうがはるかに多い。

メールの量は増えたが遊ぶ機会が減り、ＳＮＳをする時間は増えたが趣味を楽しむ時間は減り、ＳＮＳ上のつながりは増えたが深いつながりは減っている。自然の中を歩き回るよりもニュースを見ることに時間を費やし、座っている時間が増え、友人や家族、知人の目を見て話をする時間が減った。

ストレスは大量に流れ込んでくるが、出ていく量は少ない。

幸い、僕たちは脳と身体の仕組みを結びつけて考えることができるし、ストレスを解消し、心の平穏を見出すことができる。そのための主な手段は、良い人間関係を保ち、身体を動かし、瞑想し、健康的な食べ物を口にすることなどだ。これらの活動は、心のバランスを取り、穏やかな気持ちになることに役立つ。

不思議なことに、これらの活動には、ドーパミンを促す習慣を抑えること以外にも共通点がある。それは、アナログ世界に属していることだ。

第6章のまとめ

- 強い刺激を伴う活動を減らすことで、エンドルフィン、オキシトシン、セロトニンなどの化学物質がバランスよく分泌されるようになる。
- ドーパミン中心の生活をリセットするには、刺激断食（ドーパミン断食）が効果的である。
- 刺激断食には、ストレスを減らせるだけでなく、目先の刺激から離れて物事を大きな視点で捉えられるようになるなど、様々なメリットがある。

第7章

Choosing Analog

アナログ生活が意義を生む

現代人は毎日、アナログとデジタルの2つの世界に時間と注意を振り分けて生きている。この2つの環境は、はっきりと区別しておくべきだ。なぜなら、それは僕たちの生活に大きく異なる形で影響しているからだ。心の平穏は、物理的なアナログ世界のほうがはるかに得やすい。

仮想的なデジタル世界はドーパミンの放出を促し、脳内の神経伝達物質のバランスを崩しやすい。一方、アナログ世界の活動はバランスのとれた化学物質の放出を促す。目の前の瞬間に積極的に関わりながら、心を落ち着けやすい。

アナログ世界は、20万年前に人類の太古の脳が設計された環境でもある。だからこそ、そこで過ごす時間が長くなるほど良い気分になれるのだ。もちろん、これには例外もある。それゆえ、心の平穏や有意義さ、生産性をもたらす活動をアナログとデジタルの両方の世界から取り入れ、そうでない活動は避けるべきだ。

現在では、アナログ世界よりもデジタル世界に費やされる時間が多くなっている。2019年後半、米国人は平均して1日あたり10時間以上をデジタルライフに費やしていた[114]。しかもこの調査は、ロックダウンや自己隔離、自宅待機命令によってデジタルな世界への依存が深まるパンデミック前に行なわれている。

最近のある調査によれば、現代人がデジタル機器の画面の前で過ごす時間は1日約13時間にも達している。[115] この増加が一時的なものなのか、デジタル化がさらに進む未来の兆候なのかを判断するのは難しい。またこれらの調査では、画面を見ている時間だけが対象になっている。ポッドキャストやオーディオブックを聴いているときなど、デジタルな世界と別の方法で関わっている時間は含まれていないのだ。

　こうした統計データは、デジタル世界でうまく生きていくのに適した脳を持っていない現代人にとって、いったん足を止めて考えるきっかけになるはずだ。そしてそれ以上に、この数字はフラストレーションを募らせるものにもなる。

　アナログ世界は、人類の祖先が住んでいた場所だった。人はそこで、仲間との交流を楽しみ、必要な物を手造りし、自然の驚異に感嘆し、活動していないときは静かに英気を養っていた。心の平穏は、アナログ世界に息づいている。だが、デジタル世界は非常に魅力的で、人間が本能的に好むものに基づいてつくられている。その結果、現代人はアナログ世界の代わりにデジタル世界を選ぶことが多い。

　どちらか迷ったとき、人は刺激的なものに引き寄せられるからだ。

　どちらの世界にも大きな利点と欠点がある。どちらの世界も、十分に理解されているとは言い難い。

　両方の世界を掘り下げ、心の平穏を得るための道のりで、それらが日常生活にどんな価値を与えてくれるのかを探っていこう。

デジタル世界の驚異的な力

本書ではこれまでデジタル世界にかなり厳しい見方をしてきたが、それにはもっともな理由がある。デジタル世界には超刺激のほとんどが存在し、僕たちに「もっと」を中心にした生活を促す——もっと多くのことをして、もっと多くのことを追いかけ、もっと多くのことを心配し、もっと多くの「通貨」を溜め込むように駆り立てる。成果マインドセットも煽られる。

僕たちは、デジタル世界で過ごす時間の多くを大小様々な形の受信トレイに届くメールやメッセージに費やし、それらを絶えず空にして「完了」状態にしなければならないという焦燥感に駆られている。

だが、だからといってデジタル世界のメリットを全否定するのも馬鹿げている。デジタル世界は、他者とつながるためのかつてない機会を与えてくれる。また、デジタル環境で働く人も増えている。ナレッジ・ワークに関わる人なら、日々の仕事のうちデジタルで行なう（デジタル環境で成果物をつくり、それをデジタルな方法で依頼元に提供する）割合が時間の経過と共に増えているはずだ。

もちろん、デジタル世界との関わりは日常生活にも及んでいる。デジタル世界には、まさに驚異的な力がある。たとえば、僕が昨日の午後、携帯電話のガラスの画面を何度か叩いただけで、20分後には玄関先に熱々のブリトーが届いた。現代人はテクノロジーの進化のおかげで、20万年前の人類の先祖には想像もできない便利な世界に生きている。

テクノロジーが人間心理をいかに利用しているかについて1冊の本が書けるように、デジタル世界がもたらす驚異的なメリットについても1冊の本が書ける。

たとえば、人々の「運動して健康になりたい」という意欲を高めるために、デジタルを活用することができる。SNSを中毒性のあるものにしているのと同じ人間心理を使って、オンラインフィットネスのサブスクリプションサービスを楽しいゲームのように感じさせるのだ。

デジタル生活と切り離すことのできないインターネットは、世界中にいる大切な人たちとつながる手段になる。僕たちはテクノロジーを通じて離れた場所にいる相手の顔や日常生活を目にできる。一昔前なら、夢物語と思われていたようなテクノロジーだ。

また、デジタル機器によって、無数の娯楽にも簡単にアクセスできるようになった。流行りのネタや子猫の写真、レシピ、地図、それに書籍やオーディオブック、テレビ番組、映画もほんの数秒でダウンロードできる。近くにスマートスピーカーがあれば、声を出して尋ねれば、どんな質問にも即座に答えを返してもらえる。

コンピューターはもはや人々の生活環境の一部になった。今では、1キロが約2・2ポンドであることを自分の頭で覚えておく必要はない。また、ネットには「カメはイチゴを食べる」といった面白おかしい豆知識の類も無限にある。

デジタル世界は不要な刺激に満ちてはいるが、驚異的な力があるのも事実だ。

そこで浮かんでくるのが、「デジタル世界のある要素が僕たちを不安にさせ、ある要素が僕たちを助けてくれるのだとしたら、どうすればデジタル世界から価値あるものだけを得て、不要なものを取り除けるのか？」という疑問だ。

覚えておくべき簡単な原則はこうだ。**デジタル世界は、達成したいことに役立つ限り価値がある。**そう、生産性のカギを握るのは意図だ。1日13時間のスクリーンタイム自体は必ずしも悪くはない。だが、それがもともとの意図から外れた行為になっているなら意味がない。

インターネットはドーパミンを強く促すので、当初の意図を簡単に見失ってしまう。SNSアプリを開いて何かを投稿しようとするが、他の投稿を目にすると、いつのまにか無意識のうちにタイムラインをスクロールし続けてしまう。

いつものニュースサイトを訪れるたびに、本当に読みたいものよりも、目新しくて刺激的な話題に引き付けられてしまう。リビングルームのサーモスタットを交換する方法を調べようとしてユーチューブにアクセスしたが、お勧めされた新着動画に引き込まれてしまう――30分後、スマートフォンをテーブルに置き、サーモスタットを取り外した壁から電線が垂れ下がっているのに気づくまで、そもそもなぜユーチューブを見たのかを忘れてしまっている。

これは常に起こるわけではないが、こうした時間の罠にはまったことに気づき、オンラインでの時間の使い方に罪悪感を覚えるという経験をよくしているという人は多いだろう。

一方、最も役に立つデジタルサービスは、もともとの意図を乗っ取ったりはせず、達成したいことを支援してくれる。Uberのアイコンをタップして車を呼び出すときには、アプリ内にはその目的からユーザーを引き離して別の何かに誘導しようとする仕組みはない（少なくとも本書の執筆時点では）。

他の無数のアプリも同様だ。たとえば、音声ガイド付きの瞑想やエクササイズ、仲間と集まる日時や場所の設定など、明確な目的のあるアプリがそうだ。一般的に、これらのサービスはドーパミン作用が低い。

デジタル世界が最大の効果を発揮するのは、アナログ世界にプラスの価値をもたらすときだ。特に、以下のようなデジタルサービスの場合に当てはまる。

- **時間を節約できる**（例：旅行の予約、道順の確認、待ち合わせ相手へのメッセージ送信）
- **アナログ生活にプラスの価値をもたらす**（例：Uberで車を呼ぶ、フィットネスアプリで

友人と運動の記録を競う）

・**他人とつながる**（例：マッチングアプリやオフ会系サイト）

デジタル世界のこうした特徴は、日常生活を合理的で効率的なものにしてくれる。それによって、心の平穏を得るためのスペースを生み出せるし、自分の時間を意図的に使えるようにもなる。

デジタルとアナログを使い分ける

日常的な活動を次の3つのグループに分け、ベン図として表示することができる。

・**デジタルのみの活動**――SNSのタイムラインを更新する、ビデオゲームをプレイする、新着メールをチェックするなど、デジタル世界でしかできない活動。

・**アナログのみの活動**――シャワーを浴びる、寝る、コーヒーを飲むなどの、アナログ世界でしかできない活動。

・**両方の世界でできる活動**――読書、家計管理、ゲーム、書道の練習、搭乗券の受け取り、

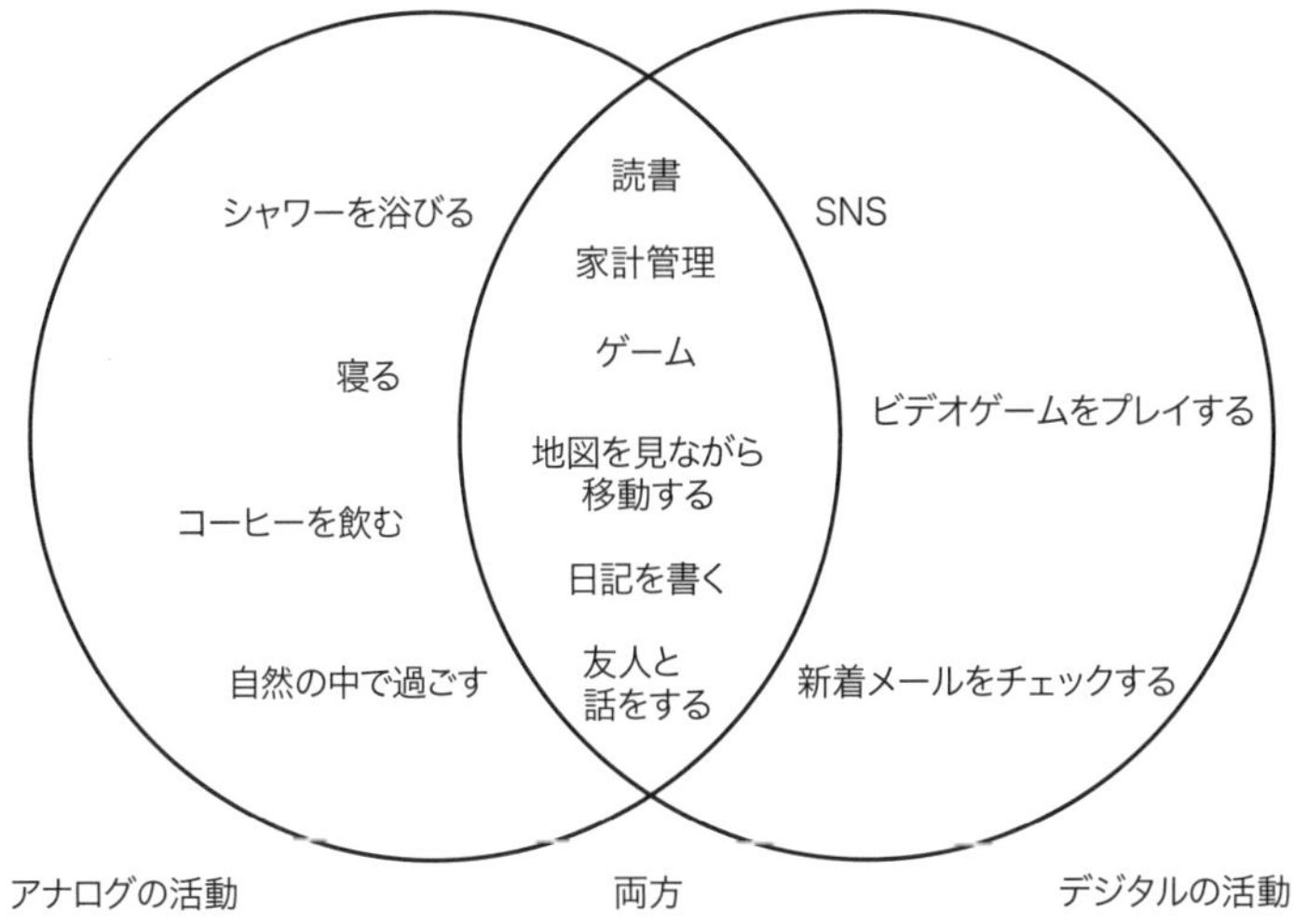

塗り絵、地図を見ながらの移動、日記を書く、ストップウォッチを使う、友人と話をするなど、当てはまる活動は数多くある。

デジタルとアナログの使い分けの秘訣は、**活動を効率的に行ないたいときはデジタルで、活動を有意義なものにしたいときはアナログで行なうことだ。**そうすることで、インターネットの利点（時間の節約、アナログ生活にプラスの価値をもたらす、他人とつながる、など）を活かしながら、厄介なデジタルの罠を避けられるようになる。

本書のここまでのアドバイスに従ってきた人は、すでに様々な活動をバランス良く行なえるようになっているのではないだろうか。

慢性ストレスの元を断ち、他のストレス要因からも距離を置いて日常生活から超刺激をうまく減らしていくと、残りのデジタル活動を自分の意図通りの目的で活用しやすくなる。

　また、セイバリング・リストの項目を楽しんだり、刺激断食のあいだにアナログ活動を日常に取り入れたりすることで、アナログ世界と再び深くつながったという人もいるだろう。心を穏やかに保っていると、ネットの超刺激もそれほど欲しくなくなったはずだ。

　このアドバイスをさらに進めて、活動を意図的にアナログ的な方法で実行することも可能だ。特に、デジタルとアナログの領域が重なる活動の場合はそうだ。

デジタルをアナログに置き換える

　僕たちのお気に入りの思い出は、アナログ世界で起きた出来事が多い。たとえば、家族でのドライブ旅行や、大切な人との深い会話、遠く離れた場所で過ごした休暇などだ。デジタル世界で経験したことは、そもそも記憶に残ることが少ない。覚えているものであっても、アナログ世界の思い出に比べると印象が薄くなる。

　もちろん、インスタグラムを見たり、ビデオゲームをしたり、テレビを見たりして過ごした時間がすべて無駄だというわけではない。とはいえ一般的には、デジタル世界は思い出が残りやすい場所というより、時間がどこかに吸い込まれていく場所なのだ。

当然ながら、例外もある。すべてのデジタル活動が無意味なわけではない。観た作品の全シーンを覚えているほど映画を愛しているムービー・ファンもいるだろうし、「外科医が多くの患者を診察することを可能にするソフトウェア」を開発することに生きがいを覚えているコンピューター・プログラマーもいるだろう。大切な人とオンラインで出会うことだってあるかもしれない。

僕の場合は、コンピューターで本を書いたこと、人生を変えるようなメールを受け取ったこと、自分のツイートをテイラー・スウィフトに「いいね」してもらったことなどがデジタル世界の良い思い出だ。だが僕にとって（そしておそらくあなたにとっても）、これらはあくまでも例外的な存在だ。これらの思い出が例外的だと感じられるのは、デジタル世界での活動は思い出に残りにくいということの裏返しでもある。

アナログ世界には、心を落ち着け、バランスのとれた心身の状態をもたらしてくれることだけでなく、思い出に残りやすい時間を過ごせるという利点もある。

アナログ世界での活動は、時間の感覚を遅らせる。その結果、出来事に深く関われるので、その経験は記憶に残りやすくなる。過去を味わい、人生を回想することで、日常は輝きを増す。

時間の心理学によれば、日常生活に新しい出来事や経験が多くあるほど、時間の動きは遅くなる。心にとって新しい出来事は時間の指標であり、どこまで来たかを判断するために振り返れる道標なのだ。つまり、目新しさとはその瞬間に引き寄せられるものだけではない。それは、人生を振り返るときにも引き寄せられるものであり、そもそもその記憶が振り返る価値のあるものであることも示している。

インターネット企業は、脳の新奇性バイアスに働きかけるサービスを提供しているが、この新奇性は通常、つかの間の気晴らしという形でもたらされる。僕たちはこの気晴らしを、ロープからロープへと飛び移るみたいに次々と消費している。

また、目新しさは相対的なものでもある。インターネットでは、ほぼすべてのものが目新しいため、何も目新しくないとも言える。そこはデジタル世界のタイムズ・スクエアのようなものだ。賑やかな大都会の喧騒に圧倒されるように、人々は刺激に圧倒されて、目の前の出来事を何も処理できなくなる。

一方で、アナログ世界はゆっくりと時間が流れているために、良質で有意義な経験がしやすい。時間の流れが遅いので、目の前の出来事を理解し、味わい、記憶できる。現代人が1日の大半を画面の前で過ごしていることを考えると、意図的にデジタル世界から離れてアナログ世界に身を置くことは、心の平穏を得るための確実な方法だと言えるだろう。

心の平穏を求める道のりの中での僕のもうひとつのお気に入りの実験は、ゆっくりと静かにアナログな時間を味わうことだった。デジタル活動を代替のアナログ活動(それが可能な場合)に置き換えると、日常生活の経験が深まった。仕事でもアナログの方法を採ることで、気を散らさずに落ち着いて目の前の作業に集中できた。

アナログの選択肢を選ぶことで、時間を有意義に過ごせるようにもなった。iPadのおかげで論文や書籍を効率的に読めたが、論文をプリントアウトしてペンで書き込みをしたり、本の余白にメモを走り書きしたりしながら読むことのほうが、はるかに集中しやすかった。

エコノミスト誌はアプリ版で読むのをやめ、紙版の定期購読に切り替えた。新聞と同じく、このほうが世界の出来事をゆっくりと心を落ち着けて学べ、記憶に定着させやすかった(研究によれば、一度に多くのことに注意を向ける頻度が少ないほど、物事を記憶しやすくなる[116])。スピードは落ちたが、それを補って余りある集中力と落ち着きが得られた。誘惑的で気が散るものが視界に入らないので、時間の使い方が効率的になった。

アナログ世界では、自分と対話しながら、物事をじっくりと考えるゆとりも得られる。デジタル世界では、問題への創造的な解決策を考えるために、一歩引いたり、アイデアをひっくり返したり、心の奥を深く掘り下げたりすることが難しい。アイデアやリンク、動画など、次の何かに飛び回るのに忙しいからだ。[*]

アナログ活動は考えるための余裕を与えてくれる。アナログの世界でぼうっとしていると、アイデアや計画がふとした瞬間に浮かんでくるものだ。そして気がつくと、リフレッシュした気持ちにもなっている。

シャワーを浴びているときや、ぼうっとしたときのことを思い出してみよう（意図的にこの精神状態に入るとき、僕はそれを「散漫集中」と呼んでいる）*。シャワーを浴びているときは、無意識のうちに、気になっている問題の解決策を考えていたり、次の日の計画を立てたり、リフレッシュした気分を味わっていたりするのではないだろうか。

心の平穏を求めていく中で、僕はデジタル活動をアナログ活動に置き換えるほど穏やかさを感じるようになっていった。アナログ世界で刺激高度を下げるための、お勧めの代替活動を紹介しよう。

●執筆——この文章はコンピューターで書いているが、それはそのほうが効率的だからだ。本を手書きで書こうとすれば、2倍以上の時間がかかる（しかも、後で自分の走り書きを判読しなければならない）。だが友人への手紙や、日記、将来の計画など、自分にとって大切な文章を書くときには、アナログな方法を用いるようにしている。

僕は万年筆が大好きだ。万年筆を使うと執筆のペースがゆっくりになり、リラックスした儀式のような雰囲気で書ける（それに、万年筆の掃除やインクの補充をするときにも、不思議なほど落ち着いた気持ちになれる)。

・「ToDoリスト」——個人の生産性の研究を職業にしている僕は、これまで数えきれないほど多くのToDoアプリを試してきた。心の平穏を求める道のりの途中で、タスク管理アプリをすべて削除して紙に切り替え、机の上の大判なメモ帳に、その日の目標ややることリストを手書きで記録するようにした(もちろん、お気に入りのツイスビーの万年筆で)。

この方法でスケジュールを管理するのは時間がかかるが、その分、頭を整理できるので、意図通りに行動しやすくなる。一般的に、計画はゆっくり立てるほど、意図的に行動できる。

・友人との時間——SNSで友人とつながるのは刺激的だが、直接会うことには及ばない。

＊将来的に、インターネットはある時点から画面を介して対話する2次元レイヤーから、アナログの現実世界を仮想的に実装する3次元レイヤーに移行する可能性が高い。この概念は「複合現実(MR)」や「メタバース」と呼ばれる。この未来がどう展開し、どんな姿になるのかは時間が経過しなければわからない。だがどうなるにしても、この複合現実はアナログ世界よりもドーパミン作用が高いままである可能性が高く、そこから一歩退く価値はあることが現在と同じように証明されるだろう。

＊僕が前著『Hyperfocus』(未訳)でこのテーマを深く探求したことには言及しておくべきだろう。とはいえ個人的に著者が自著の中で過去の著作を宣伝するのは好きではないので、気を遣って僕の過去の著作を買ったりしないようにしていただきたい。

そのため、僕はデジタルやSNSを使うものを、友人と過ごす時間と見なすのをやめた。友人との時間としてカウントするには、一緒に時間を過ごすか、メールやテキストメッセージ以上のつながりが感じられる媒体（電話はカウント対象）でのコミュニケーションをすることを条件にした。

僕は、良い友人関係とはどれだけ相手のことを気にかけながら時間を過ごせるかだと考えている。こうした気遣いは、直接会って与え合うことでさらに実りあるものになる。

●**紙の本**――僕はオーディオブックや電子書籍の大ファンだ。でも、良書に深く浸りたいときは、必ずと言っていいほど紙の本を選ぶ。本が持つ物質性が、読書体験を魅力的にするのだと思う。前述のように、仕事用の本も紙で読むようになった。余白にメモ書きをしたり、ページを前後にめくって様々なアイデアをつなげたりできるのも紙の本の利点だ。

●**ゲーム**――心の平穏を求める旅で僕が真っ先にやめた悪習慣は、スマートフォンで超刺激的で中毒性のある、単純で報われないゲームをプレイすることだった（スマホのゲームが、どれくらい中毒性があるかを知りたかったら、『サブウェイ・サーファーズ』というゲームアプリをダウンロードしてみてほしい。でも、時間を奪われたくないならやめておいたほうがいいかもしれない。僕も、認めたくないほど多くの時間をこのゲームで費やしてしまった）。僕はデジタル・ゲームの代わりに、ボードゲームやパズルをたくさん買った。

一番の利点は、これらのゲームの大半は他人と一緒にするものなので、有意義な活動ができるところだ。

•単語を調べる——知らない単語に出くわすたびに、リビングに置いてあるハードカバーのオックスフォードの英語辞典でそれを調べることにした。そのほうが、単語を覚えやすい。ネット辞書とは違って、紙の辞書のページにはサイドバー広告やSNSに語の定義をシェアするためのボタン（あたかもユーザーが実際にそんなことをしたいと思っているかのように）などはなく、語の定義だけが掲載されているからだ（僕たち夫婦の結婚式のゲストブックには、この辞書を使った。ゲストには、僕たち2人から連想する単語を丸で囲んでもらい、隣の余白に名前と祝いの言葉を書いてもらった。だからこの辞書を引く度に懐かしい思い出が蘇ってきて、楽しい気持ちになる）。

•ニュース——最初のドーパミン断食の後、僕はデジタルニュースを読むのをきっぱりやめて、新聞を2紙購読し始めた。紙の新聞にはいろんなメリットがある。手頃な価格で、自分の地元や国、世界で起きている必要十分なニュースを効率的に吸収できる。

それに、必要な情報は新聞が全部探して、整理して提示してくれる。僕自身が世の中で起きていることを探して、いくつものウェブサイトをはしごする必要はない。仕事や私生活の関係で毎時間のようにニュースをチェックする必要がない人は、新聞の購読を検討してみてほしい。ただし、偏ったイデオロギーを持ち、極端なレンズを通して毎日の出来事を報じている新聞もあるので、どの新聞を選ぶかは吟味が必要だ（幸い、僕の地元の新聞の視点は中立的だ）。

ここに挙げた活動は、前述したデジタルとアナログのベン図の真ん中に位置するものだ。これらは有意義で、かつ心を落ち着けるのに役立つ、簡単に実践できる方法だ。これらの活動は、時間を無駄にしにくい。これは違う形で、思慮深く物事を進めるための手段なのだ。

デジタル活動の代替となるものだけではなく、アナログ世界にしかない活動も増やす価値がある。アナログ世界のみの活動は、余分なストレスを減らし、燃え尽き症候群のリスクを抑えることがわかっている。適量のドーパミンと共に、バランスの良い他の神経伝達物質の放出も促されるので、幸福感やつながり、ときには多幸感をもたらす。

ドーパミン作用の強い超刺激を日常生活から取り除いたあと、時間に余裕があるのに気づいたら、これらのアナログ活動によって心身を休め、活力を回復させ、そして心の平穏を得よう。また、目の前のことに集中して、生産的に時間を過ごせるようにもなる。

心の平穏を得るために特に効果的な習慣には、２つの共通点がある。アナログであることと、原始的な脳が喜ぶものであることだ。この章ではこれから、僕の４つのお気に入りの習慣を紹介しよう。どれも研究によって、極めて深いレベルの心の平穏を導くことがわかっている。その4つとは、「身体を動かすこと」「人と一緒に過ごすこと」「瞑想すること」「意識的に身体に燃料を補給すること」だ。

身体を動かすことに喜びを見出す

人はデジタル世界で刹那的なものに引き寄せられるが、アナログ世界では楽で便利なものに引き寄せられる。これは、日常生活で身体を動かすことにも当てはまる。北米では徒歩や自転車で通勤する人はめったにいないし、仕事でも身体を動かさずに働く人が多い。できるだけ楽で労力の少ないことを選ぼうとするのは、ある意味で人間の自然な傾向だ。僕たちの心と身体は、できるだけ労力を減らそうとすることを好む。

だが残念ながら、これは現代人が環境にミスマッチしていることを意味している。人間の身体は活発に動かすことを前提にしてつくられている。心を静めるには、身体を動かす必要がある。長時間オフィスの椅子に座っていると、身体がムズムズして、立ち上がりたくなったり、落ち着かない気持ちを感じたりするのは、そのためだ。

歴史的に、人類は毎日8キロから14・5キロ歩くように進化してきた。[117]だが現代人は、1日約5000歩、わずか4キロメートル程度しか歩いていない。[118] 人類の祖先にとっては、かなり物足りない量だ。

目安となるのは、1日1万歩だと言われている。ただし、この数字の出所を探ってみると、かなり恣意的なものであることがわかる。ある調査によれば、この数字の起源は、30年以上も前の日本のウォーキングクラブや企業のスローガンに遡るという。[119] それでも、この数字はきりがいいだけでなく、1万歩は約8キロメートル強なので、人体が必要としている身体活動のレベルにちょうど達する量になる。とはいえ、毎日の生活の中でこれほどたくさん歩くことを習慣にするのは面倒だと感じる人もいるかもしれない。少なくとも自宅で仕事をしている僕にとってはそうだ。

それに、1日1万歩という推奨には他の幅広い運動の選択肢が考慮されていない。他の形で身体を動かせば、毎日ただ歩数だけを目標にして歩くより、もっと楽しく運動ができるという人も多いはずだ。たとえば、ヨガではほとんど歩数は増えないが、気持ちよい運動になるし、心身のバランスを整えられる。1時間泳いでも歩数は増えないが、大きな健康効果が得られる。また、汗をかきながら床を磨いたり、キッチンの棚を拭いたり、本棚の埃を払ったりと、精力的に家事をすることは、一般的には運動とは見なされないが、運動と同じように心拍数を上げられる。

米国保健福祉省は「毎週150分以上の軽い運動か、75分以上の激しい運動」の定期的な身体活動を推奨している。[120] 注意してほしいのは、これが最低限の数値であることだ。つまり、毎日20分以上の軽い運動（早歩きや水泳）か、10分以上の激しい運動（ランニング、サイクリング、キックボクシング、ブレイクダンスなど、汗をかくようなもの）をしなければならない。いったん運動を始めたら（特に、それを楽しめるのであれば）、続けやすくなる。こうした推奨値を目安にして、それを下回らないように運動を楽しもう。

このセクションを書くにあたり、僕はスタンフォード大学の講師で『The Joy of Movement』（邦題『スタンフォード式人生を変える運動の科学』、神崎朗子訳、大和書房）、『The Willpower Instinct』（邦題『スタンフォードの自分を変える教室』、神崎朗子訳、大和書房）の著者として知られるケリー・マクゴニガルに、人間の身体が本来必要としている運動をするのに、何かお勧めはあるかと尋ねてみた。

彼女は、運動が好きではないと感じているのなら、それは「運動好きな人に変われる」適切な運動の量やタイプ、コミュニティをまだ見つけられていないからだと強く信じている。[121] 運動の選択肢は無限にある。マクゴニガル自身は、グループダンスのクラスや、キックボクシング、ウェイトリフティング、高強度インターバルトレーニングが好きだという。

僕は心の平穏を探求するプロジェクトの実施期間中、屋内サイクリングのクラスや、公園でのフリスビー投げ、ユーチューブの指示に従ってヨガをすることなどがお気に入りになった。毎日、一般的な推奨量の2倍の運動を目標にした。

様々な運動を試してみることで、自分にぴったりのものが見つかりやすくなる。できるだけ多くのタイプの運動を試して、しっくりくるものを見つけてみよう。地下室で埃をかぶっているトランポリンを引っ張り出すのもいいし、ダンス教室に参加するのもいい。「ランニングをしたらそれと同じ時間だけSNSを覗いてもいい」というルールをつくってもいいかもしれない。朝のコーヒーはコンピューターの前で飲むのではなく、お気に入りのカフェや近くの公園まで歩き、屋外で味わってみよう。

腕立て伏せをする、1日に椅子に座る時間の上限を決める、友人や家族とアウトドアに出かける（ハイキングやサイクリング、街歩きなど）などもいいし、身体を動かせるボランティア活動をする、仕事後に心を落ち着けるための儀式としてストレッチを習慣にする、ウォーキング会議をする、裏庭でガーデニングをするなどしてもいい。できるだけいろんな方法で身体を動かしてみよう。好きな活動が見つかったら、それを続けよう（好みのものが見つかるには時間がかかるかもしれないけれど）。

自分に合ったエクササイズを見つけるまでの過程で、ネガティブな心の声が聞こえてきたら気をつけよう。これは、誰にでもあることだ。こうした心の声が聞こえてきたら、その声に意識を向け、それが妥当なものかどうかを考えてみよう。

運動の継続について考えるとき、人は後ろ向きな気持ちになってしまいがちだ。その背景には、大切な自分の身体に運動することでご褒美をあげたいからではなく、「見た目を変えたい」という理由で運動する人が多いという現実がある。運動に関するネガティブな心の声はたいてい正当性を欠くものであり、目標に向かって努力や、その過程を楽しむことを妨げる。

マクゴニガルは、「運動で否定的な経験をする人が多いのは、フィットネスや運動によって自分の身体を見映えのいいものにしたいという動機に駆られているから」と僕に言った。[122] そうではなく、「気持ちがいいから」「後で清々しい気持ちになるから」という理由で身体を動かそう。

マクゴニガルは、様々なエクササイズを試して自分に合ったものを探るだけでなく、活動的な時間をさらに有効活用するために、「グループ・エクササイズをする」と「自然の中で過ごす」の2つを提案している。グループ・エクササイズは、仲間をつくり、つながりを深めることができる。また、運動中にメンバー同士の連帯感を促すオキシトシンの放出が促される。

マクゴニガルは、「他の人と同じ動きをすると絆が深まる。気分が高揚し、痛みを和らげるエンドルフィンが放出される[123]」と述べている。グループ・エクササイズで同じ動作をすると、アナログ世界であれ、デジタル世界（Ｚｏｏｍを用いて行なうものなど）であれ、前述したメリットが得られることがわかっている[124]。

人類は、植物がわずかしかないコンクリートに囲まれた環境ではなく、自然に囲まれた環境でうまく機能するように進化してきた。自然の中にいると、何もしなくてもそれだけで心が落ち着きやすくなる。マクゴニガルの研究によれば、屋外での運動は心の健康に大きな利益をもたらし、さらには「自殺念慮、抑うつ、トラウマ、悲嘆」といった深刻な症状にも役立つ可能性がある[125]。

結論。自分に合った、気分が良くなる方法で身体を動かそう。マクゴニガルの言葉を忘れないようにしよう——運動は苦手だと思っているなら、それはまだ自分に合った楽しい身体の動かし方を見つけていないだけなのだ。

他人との時間が心のバランスを保つ

速く行きたいなら1人で行け。遠くへ行きたいならみんなで行け。

——ことわざ（出典不明）

パンデミックでは誰しもが自分なりの経験をした。とはいえ、大勢に共通するものもある。

それは、スクリーンタイムが長くなる一方で、人と同じ場所で過ごす時間が減ったことだ。運動と同様、他人と過ごす時間は活力を高めるだけではない。人間は、誰かと一緒に過ごす必要があるのだ。それを欠くと、心と身体に悪影響が生じる。

最近の研究によれば、孤独は毎日15本タバコを吸うのと同じくらい健康全般にダメージを与える[126]（喫煙は米国の予防可能な死因の第1位である）、運動不足よりも寿命を縮めるリスクがあるという。別の研究によれば、社会的なつながりの強さは「身体活動や心拍数、睡眠に関するデータよりも、自己申告によるストレス、幸福度、ウェルビーイングの予測因子として優れている[127]」。

このトピックに関して僕が興味を引かれたメタ分析は、「社会的孤立と孤独が生じさせる全体的かつ相対的な影響を明確にする」ために、合計300万人以上の被験者を対象とした大量の研究結果を分析し、要約したものである。その結果、社会的孤立、孤独、一人暮らしは早期死亡の確率を実に約25〜30％も上昇させることが示された[128]。

他人との時間は、バランスの良い化学物質の放出を促して心を穏やかにしてくれるだけではない。それは健康的な生活をもたらし、寿命や健康寿命を延ばしてくれる。

僕たちの心は他人とのつながりを深く望んでいる。他人と過ごすために費やした時間は、大きな見返りをもたらしてくれる――心を落ち着けて生産的に過ごせるようになるだけでなく、長く生きられるようになるのだ。

心の平穏を求める道のりの序盤、僕は不都合な現実を認めなければならなくなった。深い人付き合いが皆無で、そのために精神的な健康が損なわれているということだ。内向的な性格ということもあって、誰かと一緒にいるより、家に籠もって読書をしているほうがいいと自分に言い聞かせてきた。

だがその根底には、自分を守ろうとする心理が働いていた。社交的な場にいると不安を感じやすく、そのために他人を遠ざけているという事実から目を背けようとしていたのだ。浅い付き合いをしている友人は大勢いたが、深い友情は育んでいなかった（妻や親との関係は除いて）。

そこで、人間関係を豊かにするための努力を始めた。日常生活から超刺激を取り除いていたことも、この取り組みの役に立った。僕は自然と、誰かと一緒にいることを望むようになっていた。早速、様々なことを試してみた。

最初のうちは、うまくいかないことが多かった。クリスマスの頃、妻、友人の3人で地元のホッケーの試合を観に行ったとき、会場付近で、バーバーショップコーラス〔訳注／アカペラの無伴奏同声合唱〕の合唱団が歌を披露していた。天にも昇るような素晴らしい歌声だった。

僕が合唱に聞き惚れているのを見て、団員の1人が、興味があるなら参加してみてはどうかと名刺を渡してくれた。早速入会したが、数回練習に参加したあとで退会してしまった。あまりにもレベルが高く、団員が真剣に合唱に取り組んでいたからだ（自分への教訓。次回、合唱団に入る時は、全国大会の常連のような名門は選ばないこと）。

次に、自由奔放な仲間が見つかるかもしれないと思い、即興演劇のクラスに参加してみた。楽しかったが、思っていたほどグループに馴染めなかった。

それから、初心者レベルとはいえ編み物が好きだったので、金曜夜の編み物サークルに入ろうかとも思ったのだが、入会直前に主催元の編み物ショップが閉店してしまった（編み物をしているといろんなアイデアが浮かんでくる。世間的にはそう見なされていないが、編み物には生産性を高める大きな効果がある）。

幸い、実り多い結果も得られた。僕は心理療法士の療法を受け始めた。人間関係に不安を抱えているのを気づかせてくれたのも、不安の原因についての自分の考えを引き出してくれたのも、この療法士だ。それによって特に心の平穏が得られたというわけではなかったが、他人と一緒にいるときに感じる精神的苦痛を乗り越えるのに役立った。

また、何人かの仕事仲間とチームを組み、毎週会議を開いてそれぞれの仕事の計画や目標について報告し合うようにした。燃え尽き症候群につながった仕事上の人間関係の希薄さを解消できるだけでなく、新たな友情を育めた。

高校時代の友達や毎年夏のボランティア仲間、地元の知り合いなど、既存の人間関係を深める努力もした。毎週、誰かと会う予定をひとつか2つ入れるように努めた。出張では、目的地に知り合いが住んでいれば、夕食やお茶に誘った。

こうした試みによって、穏やかでバランスのとれた気分を味わえるようになった。しかも、つながりや友情が深まるにつれて、僕は元気になり、日々の生活に張りが出てきた。

アナログ世界にある心の平穏を得るための最も豊かな源泉は、良好な人間関係である。

正直に言うと、本書で提案したどのアイデアよりも、僕が心の平穏を得るために一番力を注ぎ続けているのが人間関係だ。人間関係を豊かにするために役立つ、3つのルールを紹介しよう。

デジタルでの人間関係はカウントしない

デジタル機器を通じた交流は、社交の時間とは見なさないようにする。デジタル世界はあくまでも現実をシミュレーションしたものである。目の前に生身の相手がいない場合は、人間関係の時間にはカウントしない。アナログ世界で人に会うのはたしかに労力が要るが、大きな心の平穏をもたらしてくれる。

いろんな方法を試してみる

運動と同様、他人と過ごすための理想的な方法を見つけるには、試行錯誤が必要だ。合唱団に入ったり、即興演劇のクラスに参加したり、スマートフォンの存在を忘れてしまうほど魅力的な昔の友人と会ったりと、様々な方法を試し、自分に合ったものを見つけていこう。うまくいかないことはあるし、思っている以上に大変だったりすることもあるが、それは普通のことなので気にしないようにしよう。

自分の心を落ち着かせることを優先する

僕のように人間関係に不安を感じている人は、普段から刺激高度を下げる努力をしておこう。人と過ごす時間は刺激高度が低い活動に当たるので、刺激を減らそうと努めているとさらに快適に過ごせる。おまけに、スマホを手に取りたいという衝動も減る。途中でスマホに中断されることがなければ、人と会う時間は、記憶に残りやすい、楽しいものに感じられるようになる。

テクノロジー機器を使う時間が増え、人と一緒に過ごす時間が減っていると気づいたら、人間関係を豊かにするために、できるだけ早く様々な方法を試してみよう。これは価値のある試みになる。なぜなら、人は生物学的に他者とつながることを求めているからだ。内向的な人でも、他者との純粋なつながりが必要なのは同じだ。

人との交流を増やす機会は無数にある。家族と「アナログ・ナイト」を過ごすのも楽しい方法だ。これは文字通り、一晩中、家族全員がデジタル機器の電源をオフにし、お互いの話に耳を傾けながら良質な時間を過ごすというものだ。SNSが提供する人工的なコミュニティの感覚は、現実で顔を合わせての、深く、個人的なつながりの代わりにはならない。

もうひとつ特筆すべき方法は、他人を助ける活動をすることだ。誰かのために何かをするのは、義務のように感じられると負担になるが、相手に共感し、自律的に行動し、奉仕する理由を明確にしているという3条件が満たされていると、良い気分になれる。不安は人を内に籠らせるが、外に向かって誰かのために何かをすることで、活力が湧き、落ち着き、満ち足りた気持ちになれるのだ。

スタンフォード大学のジャミール・ザキ教授は「人は心理的に持ちつ持たれつの関係にある。人を助けることは自分自身への優しさである」とアトランティック誌に書いている。[129]「自分を大切にすることは他人を支えることにもなる」のだ。彼は、「自分を大切にする日」ではなく、「誰かのために何かをする日」をつくることを推奨している。これは人間関係を豊かにするうえで、試してみる価値のある方法になるだろう。

誰かと触れ合う機会が奪われると、人は不安になる。人間は、画面ではなく仲間に囲まれているときに物事をうまく進められ、心を穏やかに保てるのだ。

瞑想で「今、ここ」を実践する

前掲の『もっと!:愛と創造、支配と進歩をもたらすドーパミンの最新脳科学』の共著者ダニエル・リーバーマンに、脳のヒア・アンド・ナウ・ネットワークを活性化する一番簡単な方法は何かを尋ねたところ、一言で簡単に答えてくれた。「瞑想」だ。

僕のこれまでの著作を読んだことがある人なら、僕が瞑想の大ファンであるのを知っているはずだ。瞑想が好きなのは、生産性向上に役立つからでもある。瞑想をすると生産性が上がるのは、気が散るものに誘惑されにくくなることも大きい。

また、刺激高度が全体的に下がるので、物事に集中しやすくなる。瞑想に時間を費やすほどに、それ以外の時間でできることが増していくというわけだ。だから、たとえ瞑想を毛嫌いしていたり、抵抗を感じたりしていても(というか、むしろそういう人にこそ)、ぜひ試してみてもらいたい。

ありがたいことに、瞑想は世間で思われているよりはるかに簡単に実践できる。その方法は、箇条書き2つで説明できる。

- 背筋を伸ばし、目を閉じて座り、呼吸に細心の注意を向ける。呼吸の流れ、温度、体内を移動していく様子など、あらゆることに注意する。
- 心がさまよったら（頻繁にそうなるのが普通だ）、再び注意を呼吸に引き戻す。

そう、これだけだ。手をどの位置に置いておくかや、椅子に座るか瞑想用のクッションに座るかは大きな問題ではない。周りに視覚的に気を逸らすものがなければ、目を開いたままにしておいてもいい。

瞑想は単純だ。あまりにも単純なので、最初は方法が間違っていると思うかもしれない。だがこの単純さこそが、瞑想をとても強力なものにしている。

瞑想は、理論上は簡単だが、実際に試してみるとじっとしているのを辛く感じるかもしれない。事前にこの儀式のための時間を確保しておいても、続けるのが不可能だと思えることもあるだろう。

しかし、これこそがまさに瞑想のポイントだ。呼吸に意識を集中させ、こんな単純なことに集中するのがこんなに難しいのかと感じながら、心を落ち着かせることができると、1日の残りの時間もずっと簡単に心を落ち着かせられるようになる。特に、頭の中のセルフトークのささやきがうるさいときや、周りが騒がしい時は特にそうだ。瞑想の本質とは、呼吸に集中して心を落ち着かせられるのなら、何をするときでも落ち着いていられるということだ。呼吸に深く集中できるようになれば、何事にも深く集中できるようになる。

瞑想は、不安を煽る思考に1日中、注意を引かれていることに気づく機会にもなるというメリットもある。繰り返すが、瞑想中は心がさまよってしまうが、それは問題ない。重要なのは、心がさまよったらそれを自覚し、再び呼吸に注意を引き戻すことだ（おそらく、自分の心がいかに頑固かを笑った後で）。心はさまようものと考え、さまよったときは呼吸に戻る。

一部で考えられているのとは違い、瞑想の目的は思考を停止することではない。それは不可能だ。心は常に思考を生み出している（それをやめてしまうと、もっと大きな問題を抱えることになる）。むしろ人間の心は、周りの出来事に反応して、ある意味強迫的に思考を生み出しているとさえ言える。

心が生み出す思考は、不安のサイクルに拍車をかける。だが、瞑想はこのような心の傾向に気づく手助けをしてくれる。心がさまよっていることに気づき、呼吸に注意を戻すことで、自分と思考とのあいだにわずかだが意味のある距離をつくり出せる。心がさまよっていると気づいたら、意識を呼吸に向け直す――そうすることで、思考から一歩離れ、それが本当に価値あるものなのかを評価できるようになる。また、呼吸に意識を向けることで、注意力を少しずつコントロールできるようになっていく。

自分自身がつくり上げたストーリーや思考から一歩離れる術を学ぶと、どれが正しく、どれが不安のサイクルによって突き動かされているかに気づきやすくなる。次第に、間違った考えを抱くことが減り、今この瞬間に深く集中できるようになっていく。

そうすることで、深い静けさを見つけられる。

もちろん、瞑想は心を落ち着かせる様々な化学物質の放出も促す。個人的には、瞑想によって得られる穏やかな感覚を実際に体験するほうが、瞑想によってどんな化学物質が放出されるかを頭で理解するよりも、瞑想の強い動機付けになると思う。しかし、心を落ち着ける化学物質を増やしたいのなら、瞑想によって心身をリラックスさせ、ゆっくりと楽に呼吸するのは確実な方法だ。瞑想は幸福感を高めるセロトニンの放出も促し、コルチゾールを抑制する。

ある研究によれば、瞑想はランニングと同程度のエンドルフィンの放出を促すことがあるという[130]。ランナーズハイならぬ、メディテーションハイというわけだ。

少なくとも慣れないうちは、瞑想は簡単ではないし、特に面白くもない。目を瞑《つぶ》って座っていると、なぜこんなことに時間を費やすべきなのかという心の声が聞こえてくるかもしれない。けれども瞑想に慣れ、雑念に囚われずに呼吸に集中できるようになっていくほど、心は穏やかになっていく。瞑想が日常生活の一部になると、余計な思考に邪魔されることが大幅に減り、おまけに生産性も向上する。

本書は長期的な心の平穏を見つけるための大きな変化に焦点を当てているが、呼吸法は、短時間で心を落ち着かせる方法にもなる。特に、急性ストレスが多い時期の対処に効果的だ。そのひとつの方法は、身体の迷走神経を刺激することだ。この神経は、ストレスを感じずにリラックスしているときに活性化する副交感神経系の中核をなすものであり、身体と脳をつなぐ働きをしている。この神経を刺激することで、心を落ち着けやすくなる。*

迷走神経を刺激する確実な方法は、「あくび」と「ゆっくりとした呼吸」だ。ゆっくりとした呼吸は、腹式呼吸をして、吸うよりも長く息を吐くと効果が高まる。

呼吸法以外で迷走神経を刺激するには、視線を何かに集中させず、焦点をぼかすという方法もある。うまく想像できない人は、海や星、夕日などの広大な光景を見たときに、焦点がぼんなりして視線が和らぎ、リラックスするときの感覚を思い出してほしい。

これらのテクニックを組み合わせて、素早く心を落ち着かせることもできる。5分間タイマーをセットし、1、2回あくびをして、目の焦点をぼんやりさせ、「4対8回の呼吸」（4秒吸って、8秒吐く）を繰り返す。タイマーが終了するまで、呼吸以外のことには注意を向けない

*自律神経系のもう一方の部分である交感神経系は、ストレスの多い出来事を経験すると活性化する。これが「逃走か闘争か」反応の原因だ。

ようにする。心がさまよったら（まずそうなるだろう）、再び呼吸に意識を集中させよう。

このエクササイズは、瞑想のメリットを享受[131]しながらわずか5分で身体に変化を起こし、深い落ち着きを得ることができる。一度にすべてを行うのが難しいのなら、そのうちひとつか2つを試してみよう。どれもストレスの多い状況で心を落ち着かせるための手っ取り早い方法だ。

カフェインは液体ストレス

運動、人とのつながり、瞑想の次は、食べ物に注目してみよう。健康的な食べ物を多く摂るほど、心は穏やかになるし、元気になる。具体的に何を食べればいいかについては後で説明するが、まずカフェインについて見ていこう。

僕は、カフェインが自分の心の平穏にどう影響しているかを確かめたかった。そこで、心の平穏を追求するプロジェクトの途中で、カフェイン耐性をリセットする実験を行なうことにした。

この実験を行なう前まで、朝の儀式として丁寧に抹茶を点《た》てるのが好きになっていた。静かな朝、ベッドから這い出すとキッチンに向かい、キッチンにかじりつき、水を火にかけて80度ぴったりまで温める。茶碗の中で抹茶の粉をふるいにかけて細かい粉にし、その粉をほんの少しの湯で泡立てて抹茶の濃縮液をつくり、最後にそれに湯を加えてかき混ぜ、美味しく泡立った抹茶を仕上げるというものだ。

もっとエネルギーが必要な日には、エアロプレスのコーヒーを淹《い》れる儀式をするのも同じく好きだった（だが、その詳しい手順は説明しない。退屈した読者がここで本書を読むのをやめてしまうかもしれないから）。どちらの儀式も僕のセイバリング・リストに載せているほど好きな活動だったが、不思議にも、少しの間やめてみたらどうなるのかが楽しみだった。

段階的にカフェインの摂取量を減らすのではなく、いきなり一切断つことにした。初日、離脱症は拍子抜けするくらいなかった（前日は最後のカフェインを楽しむためにコーヒーを4杯飲んでいた）。就寝前に軽い頭痛があったのを除けば、気分も良く、仕事はできないだろうと諦めていたにもかかわらず、驚くほど多くの仕事をこなせた。

2日目、離脱症状が6トントラックみたいに襲ってきた。症状はひどく、何時間かはベッドに横たわっていなければならなかった。それまでの僕のカフェインの摂取量は、1日にコーヒー・カップ、2、3杯分にまで増えていた。

カフェイン・リセットを始めるとすぐに、この薬物に依存していたことに気づいた。2日目は、インフルエンザにかかったような気分だった。仕事は手に付かず、趣味にかける体力もない。妻は僕が病気なのではないかと心配し、「インフルエンザにかかってるのか、薬物依存から抜け出そうとしているのか、私にはわからないわ」と冗談を言った。

幸い、離脱症状は3日目から収まり始めた。この日の朝、僕は鎮痛解熱剤の「アドビル」を飲んで頭痛を和らげた。仕事を片付けるために重たい身体を引きずるようにしなければならなかったが、大きな問題はなかった。普段よりやる気は少し落ちていたが、締め切りの厳しいプロジェクトがいくつかあったので、とにかく頑張らなければならなかった。

離脱症状は9日目まで徐々に弱まっていった。症状の改善に役立ったのは、運動を増やすこと、休養をたっぷりとること、時折アドビルを服用して頭痛を抑えること、水分を多く摂ることだった。

10日目、日常的にカフェインを摂取しているときと同程度まで元気になった。カフェインは刺激物だと見なされることが多いが、実際には身体はカフェインの摂取量に合わせて反応を調整している。習慣的に一定量を摂取していると、同じ量を摂取しない限り、カフェインの効果は感じられなくなる。

離脱症状が薄れていくにつれ、以前よりも気持ちがずっと落ち着くようになった。カフェイン・リセットをしたことでよく眠れるようになっただけではなく（それだけで活力が高まり、心身のバランスが整い、穏やかな気分になった）、日常生活も楽になった（睡眠も、心の平穏を追求するために質の向上に取り組むべきアナログ活動だ。日頃から睡眠時間が「7時間から

7時間半」という推奨値を下回っている人は、毎日決まった時間に就寝するための夜のルーチンや、翌朝起きるのが楽しみになるような静かな朝の日課を始めてみよう。睡眠不足は不安発作の引き金になる。[132] それだけに、睡眠の改善に取り組むことは極めて重要だ）。

心が落ち着くようになったことで、小さな仕事を楽に終わらせられるようになった。仕事を休むことにも以前のような罪悪感を覚えなくなった。仕事中にネットニュースやSNSなど気を逸らすものを見たくなる欲求も減った。カフェインはドーパミンの放出を促し、[133] それがドーパミン作用のある活動へのさらなる欲求につながる可能性がある（興味がある人は、普段よりカフェインを多く摂って、刺激高度が高い活動を欲するようになるかどうかを試してみよう）。

カフェイン・リセットから1週間半後が経過した日の夜9時頃、僕は少々心配になっていた。その時間帯としては異常に元気だったからだ。カフェイン・リセット前は、なかなか寝付けずに悩んでいた時間帯だ。就寝前にこれほど元気なのは、以前ならカフェインを大量に摂取した日だけだった。

もちろん、この日のエネルギー源は違っていた。身体に無理なストレスは与えてはいなかった。カフェインを飲んでエネルギーを急上昇させ、カフェインが切れると急降下するのを交互に繰り返していたわけでもない。エネルギーは1日中、一貫して高く保てていた。1日の終わりになっても高いままだったとしても、それはたいした問題ではなかった。

僕の心配は杞憂《きゆう》だった。横になると、ものの数分で眠りに落ちたからだ。

カフェインは現代人の日々の生活に欠かせないものになっているが、これは依存しやすい薬物でもある。きつい離脱症状（短期的なエネルギー低下など）が出そうだからカフェインはやめたくないと思っている人は、すでにこの薬物に依存している可能性が高い。

もちろん、僕はあなたに何を食べ、何を飲むべきかの考えを押し付けるつもりはない。とはいえカフェインは、食べ物や飲み物がどれくらい心の平穏に影響しているかを調べるための格好の対象になる。一般的に、飲食物は世間で思われている以上に身体の神経化学に影響を与えている。

カフェインは液体のエネルギーだと見なされがちだが、もっとうまく喩えるなら、それは液体のストレス、あるいは液体のアドレナリンだと言える。カフェインを摂ると、アドレナリンやコルチゾールの分泌量が増える。

カフェインはコルチゾールの分泌量を増加させるだけでなく、ストレスホルモンであるエピネフリン（別名アドレナリン）の分泌量を約２００％も増加させる。[134] これは、身体がカフェインの摂取量に慣れている状態でも同様である。カフェインを摂ると覚醒度が上がるのは、カフェインによってこれらのストレスホルモンの分泌が促され、物事を成し遂げるために僕たちを突き動かそうとするからに他ならない。

慢性ストレスや不安がすでにこれらのホルモンのレベルを上昇させていることを考えると、カフェインの摂取は耐えられないほどの不安を引き起こす可能性がある。

カフェインを摂取するときにストレスは感じないが、それはアドレナリンやコルチゾールに加えて、前述のドーパミン（刺激）やセロトニン（幸福感）の分泌が促されるからだ。幸せな気分になり、刺激が得られることが、カフェインの摂取習慣を強化している。これは、カフェイン・リセットを難しくする原因にもなっている。これらの化学物質が分泌されず、気分が落ち込みやすくなるからだ。

column

カフェインの影響は人それぞれだ。身体はカフェインの摂取量に合わせて反応を調整しているし、そもそも生理的な反応も1人ひとり違う。数口飲んだだけで神経に響く人もいれば、何杯飲んでも何も感じない人もいる。摂取量にかかわらず、カフェイン摂取によって不安が高まっていると感じているのなら、控えてみる価値はあるかもしれない。カフェイン・リセットをしてみて、僕はこのことを身をもって知った。

心身を駆け巡るストレスホルモンの量が減ったことで、カフェイン耐性をリセットすることは（数日間は辛い思いをするとしても）、心を落ち着かせるために非常に有効だということがわかった。僕は特にカフェインに敏感なので、人によって反応は異なるかもしれない。

最初のエネルギーの落ち込みを乗り切ると、不安は減り、雑念に頭を占拠される頻度もはるかに少なくなった。精神的なエネルギーがクリーンに燃焼しているような感覚があった。思考が明晰になり、生産性は安定し、夕方遅くまで元気に活動できるようになった（カフェインを大量に飲んでいた頃は、夕方近くになるとエネルギーが急に落ち込んでいた）。僕は、心の平穏に近づけた。

カフェインを摂ることで不安や、気分の変わりやすさ、神経質さを感じている人には、カフェイン・リセットをお勧めする。これは、本書のこれまでのアドバイスの中でも、ドーパミン断食の次に苦痛なことかもしれない。それでも、試してみる価値があることがわかってもらえるはずだ。そのメリットはとてつもなく大きい。

カフェインの摂取は長い間、不安やパニック発作との関連があるとされてきた。[135] 米国の精神疾患診断マニュアルであるＤＳＭ－５でも、「カフェイン誘発性不安障害」という診断名が付けられているほどだ。カフェインの影響は人それぞれであることを考えると、自分が思っている以上にこの薬物の影響を受けている可能性がある。

自分の力ではコントロールできない慢性ストレスの要因に直面しているのなら、カフェインを新たなストレス源として加えるべきではない。カフェイン・リセットをうまく行なうためのヒントを紹介しよう。

- **インフルエンザや風邪にかかったタイミングで行なう**
  こうすることで、離脱症状（悪寒、脱力感、無気力感など）を、カフェインをやめたからではなく、病気のせいで生じたものと見なせるので、辛さを和らげやすい。また、エネルギーが落ち込む最初の数日間をゆっくり過ごすために、リセットを開始するのは週末や金曜日をお勧めする。
- **いきなり摂取を断つか、徐々に減らしていくかを決める**
  いきなり断つ方法は、文字通りシンプルだ。いつもの量を摂っていた状態から、カフェイン摂取を一切ストップする。徐々に減らしていく場合、数日かけて段階的に量を少なくし、最終的にはゼロにする。デカフェのコーヒーや紅茶に少しずつ切り替えていく方法もある。
- **リセット期間中、特に最初の1週間は、運動や休息、水分摂取、睡眠の量を増やすことで、エネルギーレベルを高く保つ努力をする**
  これは、カフェイン不足によるエネルギーの落ち込みを補うためだ。あるいは、それまでと同じように1日を過ごして、どれくらい自分がカフェインに依存していたかを観察するのもいいだろう。

●カフェインの隠れた供給源に気をつける

清涼飲料水にはカフェインが含まれていることが多い。[136] ダイエットコークの12オンス缶には、エスプレッソ数杯分に相当する46ミリグラムのカフェインが含まれている。また、デカフェのコーヒーにもカフェインは含まれている。たとえばスターバックスのデカフェ・コーヒーには30ミリグラムものカフェインが含まれている。可能なら、カフェインをほぼカットできるスイス・ウォーター方式でデカフェ処理がされているデカフェ・コーヒーを選ぼう。

●リセットが辛いなら、Lテアニンを含むカフェイン飲料の摂取量を増やす

Lテアニンは緑茶や抹茶に含まれるアミノ酸で、カフェインに反応して体内で生成されるアドレナリンの量を大幅に減少させる。[137] 結果として、ストレス反応を低下させる。また、集中力を高め、不安を軽減することもわかっている。

こうした理由から、僕は緑茶からカフェインを摂るのを好む。緑茶に含まれるLテアニンはわずかなドーパミンの放出にもつながる――これは、緑茶にカフェインが含まれているかどうかに関係なく当てはまる。このように、緑茶がコーヒーの優れた代替品になるのは、カフェインを摂取するメリットを得つつ、極端なストレス反応が起こらないからだ。

カフェインのメリットは、覚醒度や幸福感が高まり、注意の対象を狭めてひとつのことに集中できるようになることなどがある。デメリットは、不安になり、たいていは気づかないうちに日常生活に不要なストレスを増やすことなどがある。

カフェイン・リセットを行なえば、自分にとってカフェインのメリットとデメリットのどちらが多いかがわかるようになる。

リセットをしても落ち着いた気分にならないという人は、遠慮なく以前と同じようにカフェインを摂取してもいいだろう。けれども、僕(や大勢の人)と同じであれば、カフェインを控えることで活力が大幅にアップし、深い心の平穏が得られることに驚くはずだ。

飲酒は幸福の前借り行為

薬物を含む飲み物と言えば、アルコールだ。飲酒は、体内の神経化学をかき乱す。アルコールは頻繁に、そしてしばしば過剰に摂取される薬物である。国立アルコール乱用・依存症研究所(NIAAA)が2019年に実施した調査によれば、18歳以上の米国人の54・9%が過去1か月以内に飲酒していた。[138]

特に多い割合とは言えないかもしれないが、注目すべきはそのうち25・8%が過去1か月以内に過度飲酒をしていた点だ。[*] 飲酒は、喫煙、不健康な食事、運動不足に続く、米国の予防可能な主要な死因である。[140]

僕も数年前までは、酒を飲み過ぎる傾向があった。週に2、3回程度しか飲まないのだが、飲むとたいてい1杯のつもりが2杯、3杯……となってしまう。それは滑りやすい坂道のようなものであり、問題やストレスを一時的に忘れるための気晴らしだった。飲んだ翌朝は決まって二日酔い気味で、不安な気持ちで目が覚めた。強い不安に襲われることもあった。この飲酒後の現象は、「二日酔い（hangover）」と「不安（anxiety）」を掛け合わせた、「ハングザイエティ（hangxiety）」という俗称があるほど一般的だ。

NIAAAの所長ジョージ・F・クーブは、「二日酔いとは、いわば軽度なアルコールの禁断症状であり、不安はその構成要素のひとつである」[141]（強調筆者）と端的に要約している。

これは、アルコールが脳にどう影響するかを調べることで理解できる。研究によれば、アルコールを飲むと様々な化学物質の放出が同時に促される。[142] アルコールを摂取すると、「ドキドキする」「幸せになる」「リラックスする」という3つの気分を感じる。どれも素晴らしいものだが、落とし穴がある。残酷にも、その後でこれらとは逆の気分を体験することになるのだ。

まず、アルコールは脳内でドーパミンの放出を促して人を興奮させる。[143] 1杯目の後ですぐに2杯目が飲みたくなるのもそのためだ。だが重要なのは、その後でアルコールを飲まない状態が続くと、ドーパミンの放出が減少することだ。セロトニンはアルコール摂取によっても生成される――酒を飲んでいるときに気分が良くなる理由はこれだ。だが残念ながら、その後で酒を飲まない状態が続くと、セロトニンの産生は抑えられる[144]（少なくともラットを用いたある研究では）。

　アルコールはまた、脳内のGABA濃度にも影響を与える。[145] GABAはリラックスした気分をもたらす化学物質で、この章で推奨してきた活動の多くもGABAの放出につながる。しかし、適量のアルコールはGABAを活性化するが、悲しいことに一定量を超えると脳内のGABAを一時的に枯渇させてしまう。そのためリラックスできなくなり、緊張感が増し、ときには混乱状態に陥る。

　こうしたマイナス面がなければ、飲酒はもっと気楽に楽しめるものになるはずだ。だが残念ながら、幸福感やリラックス、ワクワクした気持ちを味わいながら飲み始めても、その後でそれらとは逆の効果が待っている。僕がそうだったように、アルコールがその場や翌朝に不安を悪化させていることに気づいたら、酒量を減らすか禁酒する価値があるかもしれない（アルコ

＊過度飲酒は、血中アルコール濃度が0・08g／dL以上になるほどの飲酒パターンだと定義されている。[139] NIAAAによれば、通常「2時間以内に女性なら4杯以上、男性なら5杯以上」飲むとこの状態に達するという。

ールへの依存度が高く、酒を減らしたり禁酒したりすることでひどい禁断症状が出た場合は、必ず専門の医療機関を受診してほしい)。

最近の僕の飲酒ルールは単純で、お酒そのものが目新しいときや(良質のスコッチを飲む機会があったり、レストランで刺激的な響きのスペシャルドリンクが提供されたりしたときなど)、楽しい儀式の一部であるとき(家族でワインツアーに参加したり、妻の仕事の成果を祝ったりするときなど)にのみ、アルコールを口にするというものだ。

酒を何杯か飲むと、その瞬間は幸せで寛いだ気分になったり、活力が湧いたりする。だが実際には、アルコールを摂取することは、幸福や寛ぎ、活力を明日の自分から前借りしているにすぎないのだ。

ストレス太りのメカニズム

心の平穏といった大きなテーマで本を書くのが難しいのは、視野を広げて考えてみると、人間活動のほぼすべてがそのテーマに関係していると見なせてしまうことだ。この章が特に長くなったのもそのためだ。

どんな人間活動も、それぞれ異なる組み合わせの化学物質を放出する。これまで述べてきた心を静めるための要素――アナログ世界で過ごす時間を増やす、身体を動かす、人と過ごす時間を増やす、瞑想する、カフェインやアルコールと健全な関係を築く――に、最後にもうひとつ、価値ある要素を加えてみよう。その要素とは、僕たちが体内に入れる食べ物だ。

ストレスは食べ物に関して、身体に2つのことをする。**食欲を高め、かつ身体に悪い食べ物を欲するよう誘惑する**のだ。心を穏やかにするための方法を用いて慢性ストレスの要因を抑えることで、集中力を高め、燃え尽き症候群になりにくくなるだけではなく、太りにくくなるというメリットも得られる。

興味がある人のために、ストレスが増えると太りやすくなるメカニズムを説明しよう。まず、ストレスの多い出来事があると、ストレスホルモンであるコルチゾールが体内に放出される。すると、身体はストレス源に立ち向かうために、エネルギー源となるブドウ糖を大量に放出する。

原始人は、このブドウ糖を活用していた。当時、人類は戦うか逃げるかという命の危険にさらされることが多かった（座ったまま誰かのツイートに反応してコルチゾールを放出させたりはしていなかった）。ストレスによって供給されたブドウ糖は、その戦いや逃走で使い果たされていた。

現代人の場合、慢性ストレスによって放出されたブドウ糖は使われずに体内に蓄積されることが多く、結果として血糖値が上昇する。血糖値が上がると、ブドウ糖を身体が必要とするエネルギーに変換するホルモンであるインスリンも上昇する。血糖値とインスリン濃度が上がると、グレリンと呼ばれる空腹ホルモンが分泌される。[146] その結果、食欲が高まり、体重が増える。ストレスは連鎖反応を引き起こす。ストレスは、食欲を刺激し、体脂肪の蓄積を促すドミノ倒しの最初のドミノになる。ストレスやブドウ糖、インスリンのレベルが慢性的に高いと、太りやすくなるだけでなく、糖尿病やインスリン抵抗性にもつながりかねない。不安や抑うつ、不眠症もインスリンの過剰分泌と関係している。[147]

どれだけ健康的な食事をしても、どれだけ運動しても、特にお腹周りの頑固な脂肪が落ちないという人は、慢性ストレスが原因であることを疑ってみてもいいかもしれない。*

ストレスが増えると食欲が落ちるという人でも、食べる内容が変わることが多い。人はストレスの高い時期に、チョコレートやスナック菓子、焼き菓子などの自分を甘やかすための食べ物を欲することが多く、果物や野菜、加工処理されていない肉などの健康的な食べ物の摂取量が減ることがわかっている。[150]

また、ストレスを感じると同時に悲しい気持ちになると、脂肪分の多い甘い食べ物（専門用語で「快楽的報酬」と呼ばれる）を多く摂る傾向がある。[151]

これはストレスのサイクルにつながり得る。なぜなら精製された砂糖や低食物繊維の食品、精製された穀物は、カフェインと同じくコルチゾール濃度を上昇させるからだ。

幸い、このストレスと食べ物は双方向の関係にある。つまり、ストレスは僕たちが何をどれだけ食べるかに影響するが、僕たちが**何をどれだけ食べるかもストレスの感じ方は影響している**のだ。

ストレスを減らすのに役立つ食べ物もある。全粒穀物や果物、野菜、ナッツ類、種子類、豆類などの複合炭水化物は、コルチゾール濃度を下げ、同時に幸福感を促すセロトニンの産生を増加させる。

『The Chemistry of Calm』（未訳）の著者ヘンリー・エモンズによれば、砂糖や精製された炭水化物はコルチゾールの放出を引き起こすだけでなく、「関連するホルモンと、糖を処理する細胞の能力の両方に負担をかけ、結果としてエネルギーを生産する能力がさらに損なわれ、副腎にストレスホルモンを放出し続けるよう信号が送られる」[152]という悪循環にもつながるという。

これは何を意味するのか？　基本的に、ストレスを抑えるのは、工場で大量生産されたり高

＊不思議にも、誰もがストレスに反応して食欲を促されるわけではない。ストレスの多い時期には、40％の人が普段より多く食べ、20％の人がほぼ同量を食べ、40％の人がより普段より少ない量を食べることがわかっている。[148]また、もともと脂肪が多い人はストレスによって食欲が他の人以上に高まりやすい。[149]これはお腹周りの脂肪それ自体からストレスホルモンが分泌されるからだと考えられている。

度に加工されたりしていない、栄養価の高い食品だ。前述の複合炭水化物はゆっくりと消化され、血液中にブドウ糖が大量に溢れるようなことはない。心の平穏に役立つのは、人類の祖先が20万年前に食べていたのと同じような、大地で育った新鮮な食物なのだ。

加工食品をやたらと欲しくなるのは、慢性ストレスが高いことの証拠かもしれない。

穏やかになる習慣を少しずつ取り入れる

身体の生物学的な仕組みに適した生活や行動をしていると、心が穏やかになり始める。これまで見てきたように、人間の持って生まれた能力を十分に引き出すような活動には様々なものがある。デジタルの超刺激から目を背ける、日常的に身体を動かす、一緒にいると元気になる人と時間を過ごす、瞑想する、ゆっくりと消化され長続きするスタミナをつけてくれる食べ物を摂る、などだ。

とはいえ、この章で説明してきたこれらの方法を一度にすべて行なおうとすれば、消化不良を起こしてしまうかもしれない。まずは小さく簡単な変化をひとつか2つ取り入れることから始めてみよう。興味があるものから着手すればいい。しばらく試してみて、心の平穏を得るのに役立っていると思えるものはそのまま継続させよう。自分に合わないものは無理して続けなくてもいい。
あなたにとって最適なのは、意外な方法かもしれない。少なくとも、僕の場合はそうだった。たとえば、加工食品を食べる量を減らすと、思いがけないほど心が穏やかになった。テイクアウト食品が大好きだったので、健康的な食事がいかに心の平穏に影響しているかを知って驚き、考えを改めた。

物心がついたときから、僕にとって食事は良いときはお気に入りの娯楽で、悪いときは不安を忘れるための脱出口だった。誰でも、不快な感情を避けるための脱出口を持っているものだ。けれどもそれは、あるストレスから自分の心を遠ざけるために自分に課す、新たなストレスにすぎない。

脱出口には様々なものがある。たとえば、過食(以前の僕がよくしていたことだ)、衝動買い、薬物使用(アルコールや大麻、さらにはカフェインなど)、ビデオゲーム(『サブウェイ・サーファーズ』のような単純なゲームも含む)、ニュースやSNSのようなデジタルの気晴らしなどがある。これらはどれも、あるストレスと別のストレスを交換しているにすぎない。

このような活動の中には、楽しみや娯楽になるものもある。特に、意図的に行なう場合はそうだ。たまには「ドーパミン・ナイト」と称して、自分の好きなドーパミン活動を思い切り楽しんでもいいだろう。だが、ストレスや嫌な気分から逃げるためにこれらの習慣を使うときは、その習慣そのものが新たなストレスになりかねない。こうした脱出口は、ストレスをさらに高めることさえある。

無意識のうちにドーパミン作用のある習慣にふけることが多いのなら、何がその衝動の引き金になっているかを考えてみよう。代表的なものには、誰かの存在や、感情（退屈、孤独、嫉妬など）、時間帯、直前の行動などがある。僕の場合、仕事のストレスがあると、ほぼ必ずと言っていいほど過食に走っていた。その結果、さらに不健康な食べ物が欲しくなり、食べることで現実逃避するようになっていた。

また、こうした活動をするときに自分自身にしている言い訳についても、その内容が妥当なものかどうかをよく考えよう。

繊細なクリスタルガラスのコップを冷凍庫に1週間入れ、取り出していきなり熱湯を注げば、粉々になる。同じことは、強いストレスと刺激への没頭を交互に繰り返すときにも当てはまる。

幸い、この章で紹介したことを習慣にしていけば、活力が着実に増えていくのに気づくはずだ。その中のいくつかは、あなたにとって「要の習慣」になるかもしれない。これは、良い連鎖反応というドミノ倒しの最初のドミノになるような習慣だ。

たとえば僕は、瞑想は刺激高度を下げる簡単な方法であると気づいた。瞑想をすると、気が散りにくくなり、運動や読書の時間が増え、心が落ち着くようになる。同じように、有酸素運動をする、ノンフィクションの本を読む、コーヒーの代わりに緑茶を飲む、就寝前のルーチンに従う、といった習慣が、あなたにとって良い連鎖反応を生む要の習慣になるかもしれない。

習慣は孤立して存在するものではなく、すべてが相互に結びついている。

心を落ち着かせる習慣や、デジタル世界で過ごす時間が長くなるにつれて忘れがちになるアナログ活動に注意しよう。現代人は、日常生活の中でアナログ活動をもっと必要としている。

次章で詳しく説明するように、こうした心を穏やかにする活動をすれば、それに投じた時間以上のものを取り戻せる。

第7章のまとめ

- 「デジタル世界」と「アナログ世界」を賢く使い分けよう。効率を優先するときはデジタル、意義を優先するときはアナログを優先させよう。
- アナログ活動には、「運動」「他人と時間を過ごす」「今、ここに集中する」などの方法がある。
- 「カフェイン・リセット」や、酒量を減らす、健康的な食事をするなども、ドーパミン中心の生活を避けるための効果的な方法だ。

第8章

Calm and Productive

「心の平穏」に投資する

成功者とは、一日中、罪悪感を持たずに川のほとりで過ごせる人のことである。
——出典不明

IKEAの椅子を組み立てながら感じたこと

世の中の大半の人は苦痛に感じるが、自分にとっては楽しいと思えるものをひとつ挙げるとすれば、僕は(学術論文を読むことに加えて)IKEAの家具を組み立てることを選ぶ。僕は、このスウェーデンの会社がつくった家具を組み立てるのがとても好きだ。説明書に従って部品を組み立てていくとドレッサーやキャビネットが目の前に立ち現れてくることに、得も言われぬ満足感を覚える。

手順は単純で、深く考えなくても進められるのに、最後には目に見え、手で触れ、使えるものが出来上がる。フィードバックも即座に得られる。組み立てていくほどに、家具が完成に近づいていくのがはっきりとわかるからだ。また普段の僕の仕事とは違い、直接手に触れられるものを対象にできるのも嬉しい(メカニカルキーボードは別として)。

心の平穏を探求し始める少し前、妻と僕はIKEAのキッチンチェアを6脚注文した。ところが、あいにく椅子は週の半ばに到着した。平日は仕事をしなければならないし、次の週末には出張を予定している。とはいえ、我が家の家具組み立て最高責任者（ＣＦＡ／チーフ・ファーニチャー・アセンブラー）としては、新しい椅子を早く使いたい、ＩＫＥＡの家具を早く組み立てたいという二重の誘惑に抗えず、椅子が届いた日の昼食後に早速それを組み立てることにした。

その日の午前中はそれなりに働いたし、午後にはそれほど多くの仕事を予定してはいなかった。それに、組み立てはせいぜい2時間程度で終わるだろうという目算もあった。いい気分転換になるかもしれない。

実際、椅子は2時間程度で組み立てられた。だが、その作業をどれほど楽しめるかという点では、僕の予想は完全に外れていた。組み立て自体はいつもの通り満足のいくものだった。予想外だったのは、そのときの心境だった。仕事を離れて家具を組み立てていることに、強い罪悪感を覚えたのだ。

組み立てを始めようとして6つの段ボール箱の横に腰を下ろした瞬間、僕は時間の機会費用を考え始め、代わりにできたはずの様々な「もっと価値のある」活動について考えていた。

椅子を組み立てる代わりに、ブログ記事を書いたり、講演の準備をしたり、顧客に電話でコンサルティングをしたりできたかもしれない。デジタルの刺激から離れたことから生じる罪悪感もリアルに迫ってきた。こうしているあいだにも、返信すべきメールやＳＮＳメッセージや、チェックすべきビジネス指標が増えているはずだ――。不安で落ち着かない気持ちになっただけでなく、その瞬間、まったく的外れなことに取り組んでいるように感じ、疑心暗鬼や否定的なセルフトークで頭がいっぱいになった。

この単純で小さな罪悪感のエピソードを振り返ると、いくつかのことが頭に浮かんでくる。ひとつは、椅子を組み立てていたとき（それは、その日の他の活動に比べて刺激高度が低いものだった）に覚えた不快感。もうひとつは、成果マインドセットから外れてしまったことからくる罪悪感だ。週末や生産性タイム以外のときに組み立てていたら、もっと楽しめていたはずだ。同じ何かをするにも、視点が違うと意味合いが変わってくる。

また、組み立てに没頭することもできず、終わった後にリフレッシュした気分を味わえなかった。組み立て手順もいくつか間違えてしまった。数ステップ戻らなければならないものもあったので、全体の作業に余分な時間がかかってしまった。

この作業に必要以上に時間がかかったのは、当時の僕が一歩下がって心の平穏を得ようとしていなかったことも大きく影響していると思う。不安のために注意力や集中力が落ち、組み立ての楽しみが損なわれた。燃え尽き症候群も、そのときの僕が椅子の組み立てに熱中できなかった理由の一端を担っている可能性が高い。不要な不安によって、僕は生産性を発揮できなくなっていたのだ。

「心の平穏」は生産性への投資

僕が個人的に魅力的だと感じているアイデアについて探ってみよう。これは、あなたが心の平穏を得ようと努力することに安心感をもたらしてくれるものになるかもしれない。そのアイデアとは、「心の平穏に投資することは、生産性を向上させる」だ。

生産性に関する最良のアドバイスは、投じた以上の時間を取り戻し、多く成し遂げることを可能にする。だが、こうしたアドバイスは生産性についての重要なポイントを見落としがちだ。つまり、多くを成し遂げるための方法に焦点を当てるあまり、本来以下の成果しか上げられていない理由を考えることがおろそかになっているのだ。生産性向上の方法を考えると同時に、生産性が妨げられている原因についても考えなければならない。

たとえば、「仕事の生産性をできるだけ高めたい」という目標があるとしよう。このとき、前述の2つのアドバイスについて考えるべきである。ひとつ目のアドバイス(生産性を上げる)では、まず、何が重要な作業かを見極め、知的かつ計画的に仕事を進めるための戦略を探ることに目を向ける。

このアドバイスは、結果がすぐにわかるので従うのが楽しい。1週間の計画を立てる、To

Doリストをつくる、重要でない仕事にはノーと言うといった戦略は、即効性のあるテクニックだ。効果を実感すると、それを使い続けたくもなる。

2つ目のアドバイス（生産性を妨げる原因を探る）は、習得するのが難しく、軽視されがちだが、生産性を高めるためには同じくらい重要である。

それは、本来の能力以下の仕事しかできない理由について考えることだ。知らないうちにパフォーマンスの妨げになっている要因に、目を向けなければならない。それらには、本書でこれまで見てきたものも含め、以下のようなものがある。

- 慢性ストレスによって燃え尽き状態に陥っているため、目の前のものに没頭できない。
- 本質的なことに取り組むためには、高刺激の活動をやめて低刺激の活動にじっくり取り組まなければならないのに、高刺激の活動ばかりしているので、結果的に大切な活動を先延ばしにし、時間を浪費してしまう。
- 常に「もっと」を求め続けているので、ドーパミンに過度に依存するようになり、落ち着きがない。
- 画面の前で過ごす時間が長いため、慢性ストレスの隠れた要因にさらされている。
- 不安なセルフトークによって、判断力が曇り、プロジェクトの計画やアイデアの創出、目標の振り返りなど、重要なことを集中して考えにくくなっている。
• 時間の機会費用ばかり考え続けているので、その瞬間に没頭できない。

これらは、生産性向上のテクニックでは簡単には修正が難しい要因のほんの一例だ。放っておくと、心の平穏が失われ、不安になり、生産性が低下してしまう。

不安は認知能力を低下させる

このことを念頭に置いて、不安を抱えているといかに生産性が落ちるかについて詳しく考えてみよう。

これまでに述べてきたような理由から、本書は心の平穏についての本であると同時に、生産性についての本でもある。生産性向上のための一番目のアドバイスは、スマートに働くためのテクニックを提示するものだ。実際に多くの仕事をこなせるようになるので、特に最初のうちは魅力的だ。しかし、このアドバイスにばかり目をやり、生産性を妨げている要因を無視していると、思っているほど生産性が上がらなくなる。特に、自分の知的、感情的、精神的な余力がどれくらい残っているかに目を向けられなくなると、生産性は上がりにくくなる。

不安な精神状態が認知能力をどれほど損なわせるのか疑問に思うなら、僕の言葉を信じるまでもない。あなたは過去に、この現象の正しさを裏付ける実体験を何度もしているはずだからだ。たとえば、人前でスピーチをしなければならず、不安を覚えたときのことを思い出してみてほしい。おそらく、相当の不安を感じたのではないだろうか（人前でのスピーチは、死と並んで人が恐れるものの代表例として知られている[153]）。

スピーチ直前の心境を思い出そう。簡単に集中できただろうか？　それともネガティブなセルフトークで集中力を奪われただろうか？　頭の中はクリアだっただろうか？（たとえば、周りの人と冷静に会話ができたか？）、それともスピーチのことで頭がいっぱいで気もそぞろだっただろうか？　仮にステージに上がる前に、誰かに深い集中力を必要とすること（原稿の校正など）を頼まれたら、それに集中できたと思うだろうか？

いったんスピーチが始まったら、淀みなくしゃべれただろうか？

何を言ったか覚えているだろうか？

運良く、大勢の前でスピーチをしたことがない人もいるかもしれない。場数を踏んでいるので、人前で話すのも平気という人もいるだろう。もしそうなら、乗っていた飛行機が乱気流のポケットに入り、機体が強く揺れる状態が続いたときのことを思い出してほしい。本を読んでいた場合、同じ箇所を何度も読み直したりはしなかっただろうか？　ポッドキャストを聴いていたり、映画を観ていたりした場合、巻き戻したり、聞き逃したり見逃した部分を想像で補おうとしたりはしなかっただろうか？

これらは、不安が認知能力を低下させる例だ。不安を経験するとき——たとえそれが潜在的なものであっても——それはおそらく、あなたが気づいていない形で生産性を制限している。あなたはおそらく、人前でのスピーチや飛行機の揺れ、デパートで子どもを見失ったときほど強い不安を日常生活の中で感じることは少ないだろう（そうであることを願っている）。とはいえこれらの極端な例は、不安が気づかないうちに注意力や生産性を低下させてしまうことをよく物語っている。

皮肉にも、不安はそれ自体が人の注意を引き寄せやすいために、パフォーマンスが落ちたことを気づきにくくさせているのだ。

ワーキングメモリも不安で増減する

脳のワーキングメモリの容量[154]（僕はこれを「注意空間」と呼んでいる）は、人間のほぼすべての行動を支える認知的尺度だ。これは情報を頭の中に保持し、目の前の物事を処理し、思考することを可能にする短期的な記憶を司っている。このメンタルスペースが広ければ広いほど、深く考えることができ、一度に多くを処理でき、パフォーマンスも向上する。

また、過去の出来事を振り返る能力も高まる。ワーキングメモリは、計画や理解、推論、問題解決などの重要な認知機能を促すことで、あらゆる面で人のメンタル・パフォーマンスを助けているのだ。

研究結果は、不安が生産性を下げることを古くから指摘してきた。不安と生産性の関係は、半世紀以上にわたって研究されている。研究者のティム・モランが行なったあるメタ分析では、「今や認知障害は、不安の重要な要素であると広く認識されている」と要約されている。[155] 現在では、不安が様々な方法で認知能力を妨げることが立証されている。たとえば不安は、「読解力や数学的問題解決力の測定における成績の低下」や「知能および一般的な適性に関する標準化テストにおける成績の低下」と確実に関連していることがわかっている。

この研究は、これらの成績の低下に共通する要因として、認知能力の低下を示唆している。[156] 不安は認知的に高くつく。思考するための資源が少なくなってしまうのだ。不安が脳のワーキングスペースをどれくらい縮小させるかについては研究によって違いがあるが、モランは、不安はワーキングメモリを約16・5%縮小させることを発見した。[157]

小さな割合のように思えるかもしれないが、実際にはこのわずかな減少がもたらす影響は甚大だ。そして言うまでもなく、これは不安が認知能力に及ぼす影響のひとつにすぎない。ワーキングメモリが小さくなると、ある瞬間に処理できる情報量が減る。そのため、思考する、アイデアをつなぎ合わせる、情報を結びつける、目の前の世界を理解する、といったことをするための精神的な余裕が減る。飛行機が乱気流に巻き込まれたときほど生産性は低下しないかもしれないが、それに近い状態になる可能性はある。

不安は僕たちが物事を達成する能力を低下させ、貴重な注意力を奪い、今この瞬間に注意を向ける力を損なう。

当然ながら、認知的要求が高い仕事であればあるほど、不安はパフォーマンスを妨げる。精神的負担の少ない反復的動作が多い仕事や、人との関わりが薄い仕事では、不安はパフォーマンスにそれほど影響しないかもしれない。

しかし、現在では、かなりの割合の人々が知識労働に従事している。つまり、身体を動かして働くのではなく、頭だけを使って働いている。そのため、不安に影響されやすい人は多い。

ワーキングメモリの容量が大きいと、知識作業が格段に楽になる。ここでも、僕の言葉を信じるまでもない。あなたはそれを実感できる体験を過去にしているはずだ。穏やかな気分になり、心の底にある不安に悩まされていない状態のときを思い出してほしい。

友人とたっぷりハイキングを楽しんだ翌日や、休暇でリフレッシュした翌日は、不安な考えに集中力を邪魔されることなく、クリアな頭で物事を考えられたのではないだろうか。今していることに深く没頭できたのではないだろうか？　ワーキングメモリが増えたことで、アイデアが浮かびやすくなり、周りの人たちとつながりを感じ、公私ともに充実した時間を過ごすために十分な認知的な資源を自由に使えるようになったと感じたのではないだろうか？

精神的な能力がわずかに高まるだけで、とてつもなく大きな違いが生じるのだ。

精神的な能力が不安によってどの程度阻害されるかをさらに深く理解するために、僕はティム・モランに連絡を取り、多数の論文で引用された件の２０１６年のメタ分析を発表してから、彼の考えがどう進化したのかを探った。モランの考え自体に特に大きな変化はなかった。だが、対話の中で、彼は僕が魅力的だと感じたアイデアを提案してくれた。それは「不安は、ワーキングメモリだけでなく、認知能力を一般的に制限する何らかの要因と関連しているようだ[158]」というものだ。

モランは、「不安がこれほど多くの実験室でのタスクや実際のシナリオでのパフォーマンスに関連しているように見える理由は、人が注意力をどの程度コントロールできるか、あるいは競合する情報に直面しても注意の焦点をどの程度維持できるかといった、一般的な能力に関連しているからだ」と語った。

つまり、不安はワーキングメモリを縮めるだけでなく、僕たちの心を縮める。だからこそ、どんな人も、この失われた精神的能力を取り戻さなければならない。

モランの主張は根拠のないものではない。それは彼が分析した、不安や認知能力に関する数千もの研究から得られた知見から導かれたものだ。最新の研究[159]もモランの結論を支持しており、不安は脳の貴重なワーキングメモリを占拠するだけでなく、注意力をコントロールする能力を低下させ、同時に「脅威に関連する刺激」に多くの注意を向けるよう促すことを示唆している。

つまり、不安が高まると、精神的なリソースが減るだけでない。不安は僕たちが集中するのを著しく難しくし、新たな脅威に注意を払うように仕向けるのだ。この脅威には、不安を増大させているストレスの要因そのものも含まれる。

現代人の仕事や生活は、頭脳の力が高まるほど大きな恩恵を受ける。だが残念ながら、不安は生産的で有意義な人生を送るための貴重な精神的資源を奪ってしまう。

だからこそ、心の平穏を得るために努力し、不安を減らすことは、たとえ時間と労力がかかったとしても、僕たちが思っている以上に時間の節約になる。

次のセクションでは、楽しい試みとして、心の平穏に投資することでどのくらいの時間を取り戻せるのかを計算してみよう。

不安で生産性は16・5%以上落ちる

繰り返すが、人にはそれぞれ持って生まれた身体的な特徴があるだけでなく、生活も仕事も大きく違う。さらに、不安が及ぼす影響も人によって違うので、結果的にパフォーマンスへの影響も異なる。これは、タスクの種類を問わず当てはまる。脳はワーキングメモリを用いて、主に3つのことを行なっている。[160]「知識の操作と結びつけ」「視覚情報の処理」「聴覚情報の処理」だ。不安がどんな形で現れるかによって、認知パフォーマンスは様々な形の悪影響を受ける。

不安を感じるときに主に不安な「思考」に注意を向けていると、ワーキングメモリの推論機能が悪影響を受け、論理的な思考が妨げられる。過去の不安な出来事を「視覚化」していると、ワーキングメモリの視覚空間が悪影響を受け、視覚的作業や空間的作業が妨げられる。ネガティブなセルフトークが頭の中で渦巻いていると、ワーキングメモリの音韻的（言語的）要素が悪影響を受け、効果的なコミュニケーションができにくくなる。

こうしたことを念頭に置いて、心の平穏を得ることでどれだけ時間を節約できるかを概算してみよう。そのために、「不安がパフォーマンスを制限する唯一の方法は、ワーキングメモリ能力の低下によるものである」という、極めて控えめな仮定をすることにする。

また、ワーキングメモリと生産性の関係は直線的であると仮定しよう。すなわち、ワーキングメモリの大きさが1％減少するごとに、1日の生産性も1％低下し、結果的に同じ作業をするのに時間がかかるようになるということだ。繰り返すが、ワーキングメモリが人間の精神活動において非常に大きな役割を担っていることを考えると、これは相当に控えめな試算になる。ワーキングメモリのサイズが16・5％小さくなると、作業にかかる時間はそれだけ長くなる。これは、想像するよりもはるかに大きな違いだ。8時間で終わらせられるはずの仕事に、9時間19分もかかることになる。

以前よりも仕事が忙しくなったと感じていて、その理由はおそらく職場以外でもメールや携帯電話で仕事とつながっていなければならなくなったからだと考えている人は（だがよく考えれば、実は仕事量はほとんど変わっていない）、実は不安が原因かもしれない。また、仕事量が燃え尽き症候群の大きな要因であることを考えると、この増えた労働時間は仕事への取り組み方にも影響するかもしれない。

不安は、医師による治療が必要なレベルのものではなくても、僕たちのパフォーマンスに影響を与えている。また、ワーキングメモリの容量は不安が影響するパフォーマンスの一側面にすぎないので、生産性は16・5％以上落ちる可能性がある。

心の平穏は、僕たちを多くのことに導いてくれる。たとえば、仕事を進めるうえでカギを握る「エンゲージメント」（前に説明したように、これは「熱意を持って積極的に仕事に関わること」だ）をもたらしてくれる。だからこそ、特に不安が多い時期には、心の平穏は生産性を保つために欠かせない要素だと言える。生産性を重視するのなら、心の平穏に絶対に投資すべきなのは明らかだ。

無目的な時間に罪悪感を覚える必要はない

心の平穏に投資すると、罪悪感が生じることがある。罪悪感はまず、**無目的に時間を使っているという感覚**から生まれる。明確な意図がなく何かをしていると、最善のことに時間を使っていないのではないかという思いから、時間の機会費用が気になり始めるのだ。

この罪悪感は、目的を持って何かをするための方法を採用することで簡単に打ち消せる。そのために、生産性に関する代表的なアドバイスに従ってみよう。それは「闇雲に頑張るのではなく、賢く働くべき（work smarter and not harder）」という、決まり文句にもなっているアドバイスだ。

たとえば、職場と家庭でその日に優先すべきことを3つ決めたり、上司と相談して自分が取り組むべき最重要の仕事を明確にしたり、任意の間隔（たとえば1時間ごと）にタイマーが鳴るように設定して（スマートウォッチにはこの機能が設定されているものが多い）自分が何に取り組んでいるかをその都度思い出すようにしたりする、といったものだ。もっといろんな方法を取り入れたいなら、生産性をテーマにした本を読んでみるのもいいだろう。

罪悪感が生じる2番目の一般的な理由は、**世の中の価値観に従って行動していないこと**だ。現代社会では、何もしていないと眉をひそめられる。「生産性や成果、絶え間ない進歩が何よりも重要である」という社会の価値観を受け入れると、心の平穏を得るために忙しくするのを控えるにつれて、罪悪感が生じやすくなる。そのあいだは、懸命に働いていないからだ。たいていの人は、ある程度は生産性を重視しているものだ。もしあなたもそうであるなら、この2番目のタイプの罪悪感が見当違いである主な2つの理由をここに示そう。

1. 心の平穏が目標達成にどれくらい役立つかを簡単に見落としてしまうこと。
2. 自分がどれくらい生産的かを測るのがひどく下手であること。

ひとつ目の理由については、前のセクションで少し触れた。不安のレベルが平均的（医師による治療を特に必要としないレベル）だと仮定すると、8時間分の仕事に少なくとも9時間19分かかる。そうすると、本来は8時間で終わる仕事をするために、夜遅くまで残業したり、夜中に仕事のメールをしたり、週末や休暇中にも数時間程度仕事をしなければならなくなる。その結果、悪循環が生じて、慢性ストレスがさらに蓄積されやすくなる。仕事を楽しめなくなるのは言うまでもない。ドーパミンはドーパミンを生み、刺激は刺激を生み、不安は不安を生むのだ。

もちろん、仕事をするうえで大事なのはワーキングメモリの大きさだけではない。確かにワーキングメモリは重要だ。それは不安がいかに心の動きを鈍らせ、記憶力や処理能力を低下させるのかを説明するものだ。だが、重要な問題は他にもある。たとえば、不安になると、注意力が低下すると同時に、あまり重要でないことに注意を向けるようになる。これは特に、目の前に現れる注意の対象がネガティブだったり、脅威的だったりすると当てはまる。

不安には、専門用語で「脅威バイアス」と呼ばれる現象が埋め込まれている。[161] ご想像の通り、これは人がネガティブなニュースや頭の中の破滅的な考えなど、脅威を感じるものに多くの注意を向けようとする傾向のことだ。

さらに、不安は別の面でも生産性を低下させる。「モア・マインドセット」や超刺激は、ドーパミンを中心にした習慣を促し、すべきことから絶えず注意を逸らしたくなる欲求につながる。不安は人を燃え尽き症候群に追い込み、仕事への意欲や集中力を失わせる。超刺激が習慣化すると、心を落ち着けるのに最適なものよりもはるかに高い刺激高度で1日を過ごすようになる。だが生産的な作業は基本的に、低い刺激高度で行なわれるものだ。

不安が無数の方法でパフォーマンスを低下させることを考えると、8時間分の仕事を終わらせるのに9時間半以上に長い時間を要することは想像に難くない。

前のセクションで計算した数字を使えば（今述べた不安の影響を考慮すると、これはさらに保守的な計算だと言えるが）、心の平穏を得ることがいかに生産性向上に役立つかは明らかだ。これ以上心の平穏に投資しても大幅な見返りが望めない、「損益分岐点」のようなものを計算することさえできる。

エンゲージメントや認知パフォーマンスの低下、刺激やセルフトークの増加、集中力の低下などの影響を考慮し、既に余分に必要になっている1時間19分に加えて、仕事にかかる時間が1日に25分増えると仮定してみよう。実際の時間はこれよりも大幅に多くなるかもしれないが、後でこの時間を取り戻すことを計算するために、ここでも控えめに見積る。この25分に、ワーキングメモリが減ったことで失った1時間19分を加えると、不安によって生産性が落ちることで、合計1時間44分を失うことになる。

逆の見方をすれば、知識労働をするとき、1日に2時間近くを心の平穏のために投資しても、生産性を向上させることでその時間を取り戻せるということだ。

もちろん、心の平穏を取り戻す活動に、毎日これほど多くの時間を費やす必要はない。本書でこれまで紹介してきた方法は、慢性ストレスとの向き合い方から、瞑想の実践、超刺激への対処法まで、たいした時間がかからないものが多い。ドーパミン断食などは、実践するだけで時間を節約できる。それなりの時間がかかる方法は、前章で紹介した一部のものに限られる。

不安に関して僕たちが覚えておくべき重要な教訓はシンプルだ――「生産性を重視するなら、不安を克服し、心の平穏を見出すことに投資しなければならない」。心の平穏に投資することで、生産性を高める能力を開発できるのだ。

そのうえ、心の平穏に時間を投資することに罪悪感を覚える理由はない――たとえ代わりにできたかもしれない「生産的な」あれこれについて考えたくなったとしても。むしろ実際にはその逆である。罪悪感を覚えなければならないのだとしたら、それは心の平穏に投資しないことに対してだ。なぜなら、そうすることで生産性を大幅に上げるチャンスを失ってしまうのだから。

実際には、本書で紹介した心の平穏を得るための方法がどれだけ生産性を高めるかを頭では理解できたとしても、それに時間を費やすことに罪悪感を覚える人もいるかもしれない。僕も、少なくとも最初のうちはそうだった。

この罪悪感が湧いてきたら、心の平穏に投資することで、気づかないうちにどれだけ生産的になれるかを思い出してほしい。それでもまだ罪悪感が残るようなら、それがなぜかを考えてみよう。

それは、そもそも自分が生産性をどのように測っているかを考える絶好の機会にもなる。

忙しさではなく、成果に注目する

自分がどれだけ生産的かを測るのは難しい。一般的に、認知的な要求度の高い仕事ほど生産性を測るのは難しくなる。高度な知性や複雑さが求められる仕事では、人が時間や注意力、労力を投じて生み出すものも、通常は同じように複雑なものになるからだ。

大半の人が工場の生産ラインで働いていた時代のことを考えてみよう。作業は単純かつ反復的で、1日の終わりに生産性を測るのは簡単だった。製造された製品の数を調べればよかったからだ。8時間のシフトでそれまで4個製品をつくっていたのが8個つくれるようになったのなら、生産性は2倍に増えたことになる。こうした仕事では、生産量と生産性には直接的な関係があった。

しかし知識労働では、生産量で生産性が決まるわけではない。

たとえば、1600語のレポートを書いたとしよう。同じ時間内で400語のレポートを書くのと比べて、生産性が4倍高いと思えるかもしれない。だがこの400語のレポートのほうが、会社に大きな価値をもたらすとしたらどうだろうか。簡潔に書かれていてすぐ読めるために従業員の時間を節約でき、かつ内容的にも伝わりやすいものだとしたら?

ここで、罪悪感の問題についてもう一度考えてみよう。まず、1600語のレポートと400語のレポートでは、どちらの生産性が高いと思うだろうか?

従来の基準で評価するなら、実際に違いをもたらしたものや、役に立ったものではなく、労力や時間がかかったほうが生産的だと判断されるのではないだろうか。

生産性についてのこうした考えを持っている人は多い。今でも、アウトプットと労力は生産性と同一視されていることがある。だが知識労働では、アウトプットと労力は、生産性には直接的な関係がないと考えることができる。

自分の生産性を測る方法を明確に定めている人は少ない。だが現代人が人生の多くの時間を仕事に費やしていて、何かに妨げられずに目標を達成しようとしていることを考えれば、「**生産性をどう測るべきか?**」は考える価値のある問いである。

人は、1日がうまくいったかどうかを測っているのと同じように、たいていは無意識のうちに、ある程度は生産性を測っている。

現代人は、精神的に余裕がない状態で忙しく働いているため、1日がどれくらい生産的であったかを考えるときに、目に見えるわかりやすいものに目を向けがちだ。たとえば、「どれだけ懸命に働いたか」「仕事を終わらせるためにどれだけの労力を投じたか」などだ。その日を忙しく過ごしていたという証拠が見つかれば、罪悪感は消える。

逆に、忙しく過ごさなかった日には罪悪感に蝕《むしば》まれてしまう。刺激的な気晴らしに気を取られてばかりいた日より、リラックスして計画的に過ごした日のほうが、多くを成し遂げやすいにもかかわらず。

どれだけ懸命に働いているかに注目することは、必ずしも悪いことではない。生産性を測る尺度として、これよりも相応しくないものはいくらでもある。とはいえ、この方法で生産性を測ろうとすると、認知的な仕事が対象の場合に破綻してしまうことが多い。

これは特に、労力を投じることばかりに意識が向いていて十分に充電ができなかったり、プロジェクトやアイデアについてじっくりと考えるべき時間にも忙しく働き続けてしまったりした場合に当てはまる。第2章で述べたように、過度の忙しさは慢性ストレスを生み出す。

また、良いアイデアも生まれにくくなる。忙しい経営者にとって、仕事時間に公園を散歩するのは非生産的に思えるかもしれない。しかし、大量のメールにひたすら答え続けるのではなく、公園を散歩しながら自由に考え事をすれば、会社に10億ドルの価値をもたらすアイデアにつながるかもしれない。

そうなれば、散歩は経営者にとって最高の時間の使い方になる。生産性の低いことをしていると感じるかもしれないが、心は落ち着き、活力が湧き、会社にとって大きな違いを生み出す方法をじっくりと考えることができる。

同じく、コンピューター・プログラマーは、作業時間を減らし、休憩を多く取って課題について考えることで、全体的な作業時間を短縮できるかもしれない。事務仕事をしている人なら、高刺激の活動を控えて刺激の少ない作業をしていると、生産性が下がったような感覚を抱くかもしれないが、実際には仕事を多く片付けられるかもしれない。

心の平穏は計画性につながり、計画性は生産性をもたらす。常に忙しく「ハッスル」しなければならないと感じている人は、仕事の一部を自動化する、心の平穏に投資するなど、もっと賢く働くための重要な機会を見落としているだけかもしれない。

生産性を測るうえで大切なのは、投じた労力や時間ではなく、成果に注目することだ。なぜなら、心の平穏を求めるときに生じる罪悪感は、忙しくなくなるにつれて、進捗が遅れているように感じることから来るものであるからだ。そうではなく、努力がもたらす成果に目を向けなければならない。僕たちは、1日の生産性を、「どれだけ頑張ったか」「どれだけ受信トレイにメールが残っているか」「どれだけ疲れたと感じているか」といった誤った指標で測ろうとしがちだ。だからこそ、1日働いたことでどれほど具体的な成果が得られたかに目を向けなければならない。結局のところ、懸命に働き、受信トレイを空にし、疲労感を覚えるほど働いても、重要なプロジェクトがちっとも進まないことは十分にあり得るのだ。

特に、心が穏やかになり、忙しさが減り、生産性が上がるにつれて、何を達成したかに細かく目を向ける必要がある。*

真の成果を測る方法

生産性や成果を高めたいと思っている人は多い。だが自分がどれだけ生産的であるかを評価するときには、思慮深さや計画性よりも、どれだけ忙しく、頑張って働いているかに目を向けてしまいがちになる。幸い、これに対処するためのいくつかの方法がある。それは、自分が成し遂げた多くのことに目を向けて罪悪感を減らし、同時に心の平穏を得るというものだ。

*オフィス環境では、忙しくなさそうに見える人ほど、生産性も低いと見られがちである。人は、自分の生産性を測るのが苦手なのと同じように、他人の生産性を測るのも苦手なのだ。フランスの詩人ピエール・ルヴェルディは、「愛はない。あるのは愛の証拠だけだ」と語った。同じことが生産性にも当てはまる。理想の世界では、人は生産性の能力で評価されるだろう。だが、実際にはそれだけでなく、自分がどれだけ生産的かを他人に理解してもらうことも重要だ。結果を示して、生産的であることを周りに証明しなければならないのだ。

成果に目を向けると、その日の仕事を反射的に判断するのではなく、分析的に評価できるようになる。人間には、「ツァイガルニク効果」（心理学者のブルマ・ツァイガルニクにちなんで名付けられた）と呼ばれる認知バイアスがある。[162] この認知バイアスによって、達成したあらゆることよりも、未解決の問題に意識が向いてしまう。そのため、今、寝室のクローゼットが散らかっていることのほうが、これまでの人生で成し遂げてきたすべてのことより気になってしまうといったことが起こる。

僕自身も実践した、この罪悪感を乗り越えるために役立つ方法を紹介しよう。

●日々の成果リストを管理する

1日の仕事をしながら、達成したことをその都度書き留めていく。これは本書でもすでに何度か言及した方法だが、それには正当な理由がある。ツァイガルニク効果のため、人は日々の成果をすぐに忘れてしまう。1日の終わりにリストを確認して、その日の成果を振り返ると、思っている以上に多くの仕事をしていることに気づくはずだ。この方法は、物事がなかなか進んでいないと感じる日々が続いているときに心を落ち着かせるのに、とても効果的だ。

●長期的な成果リストも管理する

僕は日々の成果リストに加えて、2012年以降に人生と仕事において達成した大きな成果や業績（記念日や、完了したプロジェクト、達成したビジネス指標など）を記録したファイルをコンピューター上で管理している。毎年、15から20個の成果や業績を追加している。月初めにこのリストを見直してモチベーションを高めるのは楽しいことだ。

• ToDoリストやタスクマネージャーを使っている場合、1日の終わりに完了した内容を確認する

1日の仕事を終えたとき、その日のToDoリストはどうしているだろうか？　以前の僕のような人なら、リストを書いた紙をくしゃくしゃにして捨てるか、タスクマネージャーで完了したタスクをファイル上から消去させるかのどちらかではないだろうか。1日の終わりには、完了させたアイテムを見返して、何を達成したかを振り返ろう。また、予定にはなかったが達成させた項目もリストに追加しよう。書き込むと同時に「完了」のチェックマークをつけられる項目をリストに加えると、良い気分を味わえる（勝利が意図的でなかったからといって、それが起こらなかったわけではない）。

• 1日の仕事の終わりに、数分かけて日誌を書く

1日の終わり、数分間タイマーをセットして、その日の仕事内容を記録しよう。何を達成できたか、どれだけ意図的に働けたか、何がうまくいったか、改善点は何か（「どうすればもっと無理せずに働けるか」など）。このエクササイズの目的は、改善すべき点について自分を責めるのではなく、うまくいったことを振り返る機会であることを忘れないでほしい。これは、生産性タイムを終える儀式として効果的な方法だ。

これらの方法は、自分が思っている以上に生産的であることを気づかせてくれるかもしれない。これは特に、毎日を慌ただしく過ごさないようにしている場合に当てはまる。

これらの方法を実践する際には、心の平穏に投資する前後でどれくらい成果に違いがあるかについても注目しよう。

心の平穏を育むことで、忙しさは減り、思慮深く、計画的で、意図的になれる。それによって、物事を成し遂げる能力が広がっていく。心の平穏を得ようとすることで生じる罪悪感を消し去るには、心の平穏が自分の仕事にもたらす効果についてよく考えてみることだ。心の平穏を得るための習慣を始める前と後とでどんな違いが生じたかを把握しておくことで、その習慣を根付かせやすくなる。

人間の脳は20万年前に形成されたものにもかかわらず、論理や理性、創造性など、数えきれないほど優れた能力を持っている。だが残念ながら、自分の生産性を正確に測定することは不得手なのだ。

心の平穏が最高の生産性を生む

僕が本書を書くきっかけになった探求を始めたのは、不安を乗り越えたかったからだ。当時は本当に不安で、落ち着かず、不快さを感じていて、何か手を打たなければならないという思いに駆られていた。僕は生産性向上の方法を人に教えることを生業とし、それを自分でも実践してきたが、その結果として燃え尽き症候群になってしまったのだとしたら、その方法には欠陥があることになる。

僕にとって、生産性は重要な関心事だった——やりたいことをもっとたくさん成し遂げたいと思わない人などいるだろうか？　だがその一方で、不安や燃え尽き症候群を避ける方法を見つけられないのだとしたら、生産性に情熱を捧げることに見合う価値があるとは思えなかった。

しかし、不安から離れ、心の平穏に向かって歩みを進めていくと、思いがけず大きな発見をした。それまでの僕は、生産性にばかり投資し、心の平穏に投資しなかったことで、生産性の全体像を構成する重要な要素を見逃していた。それは、僕の仕事と生活を持続的で、有意義で、長く楽しめるものにする要素だった。

生産性は、不安によって低下するだけではない。それは心の平穏によって高められるのだ。

プレッシャー下でも冷静に難しい意思決定をする物事に動じないリーダーや、500語の速報記事を集中してわずか30分で書き上げるジャーナリスト、病室に入るだけですぐに患者を安心させられる医師のことを想像してみてほしい。生産性のカギを握るのは、心の平穏なのだ。

心の平穏は、物事を多く達成するのを助けてくれる。不安な環境下でも、冷静かつ慎重に仕事に取り組み、集中力を保ち、気が散る誘惑に負けないことで、生産性は高まる。刺激の低い活動に慣れると、楽に集中できるようになる。目の前のことに深く集中するのは、燃え尽き症候群から抜け出し、エンゲージメントを高めるのに大きく役立つ。心を穏やかにできれば、仕事や生活を楽しみながら、重要なことを多く成し遂げられるようになるのだ。

ドーパミンやストレスの強い生活をしていると、生産的なことをしている気分になる。だが、それはまやかしだ。現代社会が重視する、「もっと多くを達成し、消費し、獲得すべき」という価値観は、特に長い目で見れば、心の平穏とは相反するものであるとわかるはずだ。

生産性に関する代表的なアドバイスである、「賢く仕事をしよう」という考えは重要なものである。しかし、慢性ストレスやドーパミンを刺激する注意を逸らすものに満ちた不安な世界では、心の平穏も同じくらい重要なのだ。

目の前の対象に自分のすべてを捧げることには、ある種の静謐《せいひつ》さが伴う。心がその対象と溶け合い、一体化するような感覚だ。そのとき、金づちは釘を打つ道具ではなく、手の延長のような自分の一部になる。ボールペンは手紙を書く道具ではなく、自分の思考を伝える器となる——頭の中で考えたことが、そのままペンの先端の細やかで正確な動きに変換されていく。

ある意味で、最高の状態にある生産性は瞑想的だ。それは、目の前のことに完全に没頭する行為になる。成し遂げようとしている対象に完全に深く向き合うことができれば——その瞬間や注意力、労力をすべてその活動に向けられれば——生産性について心配する必要はなくなる。

生産性が向上するという点だけを取っても、心の平穏を得るための努力をする価値はある。たとえ、不安を抱えていなくてもだ。今、この瞬間に目の前の対象に深く集中できるようになることには、計り知れない価値がある。特に、それが生産性のカギであることを考えればなおさらだ。

とはいえ、生産性は心の平穏がもたらす恩恵のひとつにすぎない。心の平穏は、それ自体が求める価値のあるものだ。心が穏やかになればなるほど、自分の人生にも周りの世界にも安らぎを覚えられるようになる。辛いことがあってもすぐに立ち直り、自分の人生に寄り添いながら生きていけるようになる。今この瞬間と一体となり、あるときは目の前にあるものを十分に味わい、あるときは目の前の仕事を前に推し進めていけるようになる。

刺激高度を下げ、楽に物事に集中できるようになれば、ＴｏＤｏリストの項目をたくさん消していけるようになる。だが、もっと大切なのは、空虚なドーパミンの刺激から解放されたという感覚だ。長い目で見れば、これこそが心の平穏がもたらす真のメリットになる。ドーパミンを促す気晴らしに囚われずに、人生をもっと楽しめるようになるのだ。

同じく、燃え尽き症候群になったことがある人や、なりかけたことがある人は、外から見た自分の状況がどんなに恵まれているように見えても、実際にはそれが厳しく、不公平で、破滅的なものかがわかるだろう。自分の仕事に深く集中する能力を身につけることで、疲れや皮肉を感じたり、無力感を覚えたりすることから逃れられるようになる。おそらくそれが、最大の恩恵だ。

心の平穏は、大きな変化をもたらしてくれるだけではない。それは、心の平穏を得たことですでに大きな変化を成し遂げていると気づく能力も与えてくれるのだ。

第8章のまとめ

- 不安は認知能力、ひいては生産性を大幅に低下させる。
- 心の平穏に投資をすることでどれだけ生産性を取り戻せるかを適切に計算すれば、生産的な活動から離れることへの罪悪感を減らしやすくなる。
- 心の平穏は、生産性を高めるだけでなく、それ自体が追い求める価値のあるものである。

第9章

Where Calm Lives

すでにあるものを味わう

ステージ上でパニック発作を起こしてから2年が過ぎた頃、ついに晴れ間が見えてきた。

その間、僕は心の平穏を得るために様々な方法を試した。その中には、本書で推奨したものもあれば、あまりうまくいかなかったものもある。うまくいかなかったものの代表例として、心理療法とCBDオイルが挙げられる。僕が心を穏やかにすることに取り組んでいると言うと、周りからはこの2つを実践しているのかとよく尋ねられた。

心理療法は楽しいし、自分の心がなぜ今のような状態になったのかを探るための素晴らしい方法だと思う。けれども、刺激断食をしたり、ストレスリストにある予防できる項目に対処したりといった、より実践的な方法に比べると、心の平穏を得ることそのものにはあまり役立たなかった。もちろん、僕のような好奇心旺盛な人は、予算の許す範囲で心理療法士に診てもらうことをお勧めする。自分の心について、刺激的で興味深いことを学べるはずだ。

また、自分が抱えている不安が正式に何らかの疾患と診断されるようなレベルにあると思っているのなら（本書で推奨したどの方法を試してもまったく効果が得られないなら）、専門家の助けを求めるべきだ。

CBDオイルも、残念ながら期待外れの効果しかなかった。CBD（カンナビジオール）の供給源は主に2つある。麻と、悪い評判がつきまといがちな大麻だ。この実験にとって幸運なことに、僕が心の平穏を探求し始めた頃、カナダで大麻が嗜好品として合法化された。

簡単に説明すると、大麻にはTHC（テトラヒドロカンナビノール）とCBDという2つの主成分がある。THCは人を酔わせる向精神性の成分があり、多幸感や空腹感、妄想、弛緩、眠気、歪んだ時間感覚などをもたらす（ただしこれらの反応には生得的な個人差があるし、摂取した植物の種類によっても変化する）。CBDには非向精神性の成分が含まれ、痛みや不安、関節炎などの症状に効能があるとされている。

自分が抱えていたような症状にCBDが効くという科学的証拠はあまりなかったものの、合法化された後、僕は好奇心に駆られて試してみることにした。堅物の人間に見られないように、付け髭をつけて変装したような気分で繁華街にある大麻店に行き、不安に効くと勧められたものを買った。30分後、CBDオイルの入った小瓶を3本持って帰宅した。試しに、そのうちのひとつを半滴ほど舌先に垂らしてみたが、意外にも何の変化も感じられなかった。

翌日、量を倍にしてみたが同じく変化はない。翌日、さらに2、3滴量を増やしてみたが、大きな変化はなかった。今回はかなり量を増やしたので、少し心が静まり、気が抜けた感じはあったが、不安が収まるような気はしなかった。他のブランドもいくつか試してみたが、あまり効果はなかった(カフェインに換算すると、緑茶1、2杯相当の効果があるように感じられた。ただし、前述のように僕はカフェイン耐性を低く保っている)。

心の平穏を求める旅の中で、意外にも僕が一番がっかりしたのは、このCBDだった。残念ながら、そのことは研究結果も裏付けている。あるメタ分析は、「カンナビノイド［CBD］が抑うつ障害およびその症状、不安障害、注意欠陥多動性障害、チック／トゥレット症候群、心的外傷後ストレス障害、精神病を改善するという証拠はない」[163]と述べている。有効成分であるTHCが、「他の病状のある人の不安症状をわずかに改善する」という若干の証拠はある。[164]

さらなる研究が待たれるところだが（現在も行なわれている）、CBDオイルはあなたが苦労して稼いだお金に見合うものではないかもしれない。とはいえ、これにも当然個人差がある。CBDオイルの効果を信じている人もいるし、たとえそれがプラシーボ効果によってもたらされるものだとしても、それを服用することには価値があるかもしれない。

これは残念なことだ——特に、不安を立ちどころに解消してくれるひとつの方法や、1個の錠剤、1滴の薬を求めている場合にはそうだろう。不安への手っ取り早い対処策は、とにかく不安を和らげ、不安があるという事実から目を逸らすことだ。しかし、問題を深く掘り下げ、そもそもなぜこの不安に陥ったのか、何が僕たちの心を平穏の反対側にある不安へと押しやっているのかという根本的な原因を探るには努力が要る。そしてその原因を取り除くには、生活習慣など、大きな変化を起こさなければならないことが多い。

だが、こうした骨の折れる変化を取り入れれば、ほぼ間違いなく大きな見返りが得られる。不安の根本的な原因に対処すれば、自分らしさや自分の価値観に忠実に生きながら、自分自身でいることに心地よさを感じられるようになる。

こうした改善の効果は、インスタグラムから離れやすくなったとか、慢性的にストレスフルなSNSに費やす時間が減ったなど、シンプルなものもあるし、慢性ストレスの要因をはるかに管理しやすい仕事に転職したことで、疲労やシニカルさ、非生産的な気分を感じにくくなるといった人生に大きな変化を起こすようなものもある。

どんな変化であるにしろ、ぜひ、心の平穏は投資に値するものであることに改めて気づいてほしい。「美味しくて健康的なディナーをつくる」「自分に合った楽しい運動の形を見つける」「良い友人と一緒に過ごす」といった、時間のかかる方法であっても、十分にその見返りは得られるのだ。

心の平穏は人それぞれ違う

本書では、不安の多い世の中で心を落ち着かせるための様々な方法を紹介してきた。それは「不安を克服する」「人生の出来事に大きな意味を見出す」「一瞬一瞬に心地よく身を委ねる」といったことに役立つものだ。自由な時間や満足感、「今、ここ」にいる感覚を育むことにも役に立つし、生産性や創造性も高められる。心の平穏は公私ともに僕たちの人生の基盤になる。

雑念に囚われずに落ち着いて物事を進めることこそが、生産性のカギを握っている。

本書も終わりに近づいてきた。あらためて、読者のみなさんには、**本書で紹介した心の平穏を得るための方法を、できる限り多く試してみること**をお勧めする。すべての方法がうまくいくとは限らないが、（エビデンスに基づいた）多くの方法をふるいにかけることで、どれが自然に定着し、どれを楽しみながら実践できるかが見えてくる。

僕がこの道のりを通じて見つけた真実をひとつだけ挙げるとしたら、それは「心の平穏は人それぞれ違う」ということだ。人は皆、生まれ持った特性があり、生活や習慣、仕事、制約、価値観もそれぞれに違う。だからこそ、自分に合った方法を採用すべきであり、それ以外のものは無理して続ける必要はないのだ（これは本書だけでなく、ビジネス書全般のアドバイスに当てはまることだ）。

試せる方法は、以下に示すように数多くある。

- もっと身体を動かす（できれば自然の中で）
- 瞑想する（活き活きとした存在感が得られるようになる）
- セイバリング・リストをつくって毎日ひとつずつ楽しむ
- ストレスの棚卸しをして自力でコントロールできるストレス源を見つける

- 生産性タイムを設定し、目標に向けて集中する時間と、何かを満喫する時間のバランスを取る
- 1か月程度の刺激断食を行ない、集中力を高め、心を落ち着かせる
- お金や地位などの代わりとなる、「幸せ」や「生きている実感」「大切な人との時間」など、それを得るためにもっと努力したいと思える新たな「通貨」を選ぶ
- アナログ世界での穏やかな習慣を増やし、セロトニンやオキシトシン、エンドルフィンと健全かつ適量のドーパミンの放出を促す
- 心の平穏を得ようとすることで生じる罪悪感に目を向け、その妥当性を疑う
- 心理療法を受けて、自分の心の中を掘り下げる

このリストからひとつか2つの方法を選び、それらを試した後で、さらにいろんなアイデアを試してみよう。

毎週数時間、アナログだけを楽しむ時間をつくってみるのもいい。即興演劇のレッスンを受ける、料理をする、楽器を習う、編み物をするといった、新しいアナログの趣味に挑戦するのもいい。実験的にデジタルニュースを読むのはやめて、紙の新聞を購読してみてもいいだろう。遊びの時間を増やすのもいいし、大きな仕事を終えるたびに1時間のマッサージを受けるのも

いい。酒量を減らしたり、カフェイン耐性をリセットしたりするのもいいだろう。大切な人に、お気に入りの万年筆で手紙を書くのもいい。

こうした試みを通じて、心の平穏はそれ自体が追い求める価値のあるものだということに気づくはずだ。小さなものでも大きなものでも、直接的なものでも体系的なものでも、できるだけ多くを試せば、自分の好みやライフスタイルに合っている方法を探っていける。それによって、心の平穏も長続きしやすくなる。

「もっと」を手にしても幸せになれない

「幸せを感じるために必要なものは、もうすでに目の前にある」という言葉がある。だが、モア・マインドセットに心が縛られていると、そうは感じられないものだ。モア・マインドセットはこの逆を言う。幸せとは今持っているもの、これまでに達成したこと、現在の自分自身の少し先にあるものであり、今よりも少しでもお金を稼いだり、生産性を上げたり、健康になればはじめて快適な生活が送れるようになり、そのあとで（そのときになって初めて）成果を楽しむための時間や余裕が得られるのだ、と。

だが実際には、人はゴールポストを少しだけ手の届かない遠くに押しやるだけで、いつまでも「もっと」を求めるのをやめようとしない。

だが、単純な真実がある。快適さや心の平穏、幸福は、すでに自分の人生にあるものを味わうことから得られるのであり、持っていないものを手に入れることから得られるのではない。この考えを身につけるには訓練や忍耐が必要であり、心の平穏を得るための習慣を続けていかなければならない。だが、それは努力する価値が十分にあるものだ。

心の平穏を探求するプロジェクトを始める前までは、僕はいつも「これで十分」と考えようとしなかった。客観的に見てうまくいっていた分野でさえそうだった。

他の作家の本の売れ行きを見ていると、常に後れを取っているような気がした（だが他人からすれば、僕が本を書いたり今のような仕事をしたりしていること自体が十分に幸運だというのは明らかだった）。仕事で得た臨時収入を貯蓄しても、経済的自由を手に入れるのは遠い先の話だという気がして幸せな気分にはなれなかった。だが、そもそも貯蓄できるだけの収入があること自体が幸運だった。

現代人は、すでに持っているものではなく、まだ持っていないものから満足感を得ようとしている。だが、それは大きな間違いだ。幸い、穏やかな心はこうした不適当な感情を感謝の気持ちに変えてくれる。目の前にいる人、目の前にあるものに感謝できるようになれば、常に十分なものを持っていると感じられるようになる。

心の平穏に投資することで僕の人生の優先順位は少し変わったが、それよりも大きく変わったのは内面的な感じ方だった。日々の生活を、もっと深く楽しめるようになった。生きている実感が増したからだ。自分の進むべき道に向けて、活力やスタミナ、やる気も高まった。

これまで述べてきたように、「もっと」という考えは蜃気楼のようなものだ。このマインドセットに従っていると、様々なものをひたすらもっと多く蓄積しようとする。いろんなものを求めることで、それらが衝突し、矛盾を抱えているのも珍しくはない。現代社会は、「もっと」多くを手にすれば幸せになれると言う。だが、そのアドバイスに従っても真の幸せは手に入らない。なぜなら、幸せは僕たちの心の中にあるからだ。

僕は心の平穏に投資すればするほど、今、この瞬間に生きている実感を得るようになり、幸せな気分になれた。セイバリング・リストに載っている項目を楽しむ、アナログ世界で過ごす時間を増やす、気が散りやすくなったと思ったら刺激断食をする、といった方法を実践することで、1日の大部分で安らぎを感じられるようになった。一日中、心が落ち着いていると言えば嘘《うそ》になる。不安を感じたり、脅威を感じる出来事に遭遇したりするときもある。

しかし、時間が経つにつれ、こうした不安は例外的なものになった。それは、ふいに吹き付けてくる突風みたいなものだ。心の平穏がもたらした果実は、実に素晴らしいものだった。

心の平穏に投資すれば、すでに手にしているものに自然と感謝できるようになっていく。どんな価値観を追い求めるべきかについても深く考えられるようになる。ぜひ、僕と同じ発見をしてほしい。時間、注意力、活力、人間関係、物事の奥深さ、自由、評価、お金――何を求めるにせよ、真の豊かさとはすでにあるものを味わうことであると心に留めておいてほしい。

心と身体の声に耳を澄ます

心の平穏を養うと、心と身体の声がよく聞こえるようになるという嬉しいメリットも得られる。心と身体は、ほぼ一日中、「エネルギーが不足している（だから補充すべきだ）」「疲れてきた（もう限界だ）」などと、何かを僕たちに伝えようとしている。「お腹がいっぱいだ」「今日はカフェインを摂りすぎている」「テレビを見る代わりに、自分の気持ちに向き合うべきだ」といった声もある。「感謝の気持ちを持とう」「ペースを落として物事を楽しもう」「この人と一緒にいられる時間はそう長くはないのだから、この瞬間を大切にしよう」といったことを促したりもする。

こうした気づきが高まるにつれ、人は意図的に行動しやすくなる。穏やかな気持ちでいると、心の中で起こることも少ない。だから、自分の心の声に耳を澄ましたり、様々な気づきを得たりする余裕を得やすくなる。

深い心の平穏を得ると、意図的にもなれる。

意図とは、行動する前に予め何かを決めておくことだ。ほんの少し心に余裕を持たせるだけで、心の中で意図が形成されていくのを観察できるようになる。たとえば音楽を聴きたくなったときに、お気に入りのプレイリストをすぐに選ぶのではなく、今一番聴きたい曲が頭に浮かんでくるのを数秒間待ってみよう。そのときに体験できるのが、意図が形成されていくときの感覚だ。

自分の意図に気づきやすくなると、成果は上がり、ひいては燃え尽き症候群も予防しやすくなる。事前に何をすべきかを決めておくことで、効果的に行動しているという感覚が得られる。何に時間を使うかに意図的になり、仕事や生活を完全にはコントロールできていなくても、目的を持って行動していると感じるようになる。

行動の中身そのものは変わらなくても、それをどんな心構えで行なうか、どう捉えるかが変わる。困難でストレスフルなことも、自分の身に降りかかってくるものでなく、自分の意図で引き受けたもののように感じられる。物事をどれくらいコントロールできるかに関係なく、心の平穏は僕たちの心に意図を形成する余地を与え、それに気づき、行動することを可能にするのだ。

気づきや意図が高まることで、心の平穏は日常生活の中でさらにしっかりとした居場所を得るようになる。それによって、インスタグラムを使うと気分が落ち込むのを観察できる余裕が生まれるかもしれないし、数か月間アプリを削除してみて変化を確認しようとする意欲が生まれるかもしれない。誰かと議論するときも、衝動的に話すのではなく、冷静に言葉を選べるようになる。嫌なことがあってやけ食いしたくなっても、自分を客観視できるので、満腹（と後悔）を通り越して食べたりはしなくなる。

物事全般に対してだけでなく、目の前の一瞬に一歩引くことで、広い視野が持てるようになる。

不安はこうした気づきや意図を曇らせる。幸い、心の平穏に投資することで、僕たちは自分の心を観察して、思慮深く行動できるようになる。心の中の塵が収まり、物事がクリアに見えるようになる。

混沌とした世界における良い人生の基盤

心の平穏を求める僕の道のりに晴れ間が差してきたのと同じ頃、世界には暗雲が立ち込めていた。2020年3月、初めてのドーパミン断食を終えて再びネットを生活に取り入れようとしていた矢先、世界中で新型コロナウイルスの感染者数が急増し始めた。

このパンデミックが始まった時の一連の出来事は、今振り返ると漠然としか思い出せない。それは時間の経過と共に、巨大な塊となって僕に迫ってきた。ドーパミン断食の実験をしていたことは、この新たな心配事から距離を置くのに役立った。しばらくのあいだ、僕はニュースサイトを絶え間なく更新する代わりに、毎朝、新聞でこの感染症の状況を確認していた。

でも、それはいつまでも続かなかった。

刺激断食が終わりに近づいた頃、パンデミックは世界保健機関（ＷＨＯ）によって世界的な健康上の緊急事態とされ、[165]中国から米国への渡航は制限された(当時は馬鹿げていると思えた)。ロックダウンや自己隔離、ソーシャル・ディスタンシングがこの新たなパンデミックにまつわる語彙の一部となりつつあった頃、僕は再び世界とつながった。誰もが、この不確実な状況にどう対応すべきかを必死になって理解しようとしていた。

刺激断食を終えたばかりだったが、ネットから目を逸らすのは難しかった。そして、しばらくのあいだネットから離れられなくなった。２０２０年の3月と4月は、刺激断食をした直後であるのが嘘のように過ぎていった。どのイベントが中止になったのか、感染者数はどう変化しているか、どんな規制が新たに設けられたのかを確認するために、画面に釘付けになった。

僕はその時点まで、心の平穏を得るための習慣を実践することに努力を尽くしてきた。パンデミックが始まったときは、一時的にこの習慣から離れてしまった。だが、それまで培ってきたものがあったおかげで、すぐにまた以前のような生活に戻れた。たしかにパンデミック開始直後は強い不安を感じたが、それが前例のない出来事であったことを考えれば、しばらくして以前の習慣を復活させられたのは上出来だった。

そもそも、心の落ち着きを感じる生活をしていなければ、コロナによって不安が増大したことに十分に気づけなかったかもしれない。日常生活に取り入れていた根本的な変化が、突然、世界が陥った強い不安から僕の心を守る盾になった。

仕事や私生活に加えたこうした構造的な変化に加えて、僕には心を穏やかにするための習慣がたくさんあった。世の中が不安になればなるほど、こうした習慣に費やす時間を増やしていった。

一日中デジタルニュースをチェックするのではなく、自国と外国のニュースをバランス良く得るために新聞を2紙購読した。不安を抱えながらSNSをスクロールする代わりに、運動や瞑想をした。カフェインの摂取量を減らし、ペーパーバックの本を読みふけり、毎日何かを味わう時間をつくり、時には相手にうんざりされるくらいたくさん友人や家族とビデオ通話をした。写真を撮る、体を鍛える、妻とハイキングに行くなど、アナログな趣味を見つけることにも力を入れた。

何より、慌ただしい気持ちにブレーキをかけ、ゆっくりとした時間を楽しむことを心がけた。

不安が僕たちを急かし、焦らせるものならば、心の平穏は僕たちを忍耐強く、寛容にしてくれる。常にうまくいったわけではないが、僕は一日中、この穏やかな心を保とうとした。

2020年3月から2年が経過した今、僕の生活には心の平穏がさらに確かに存在するようになった。僕は、心の平穏を得ることは、年月を重ねるにつれて上達する技術だと気づいた。この原稿を書いている今、雪解けの水が、枯れ葉の上に積もった砂や塩分を洗い流している。だが、僕の日常も外の世界も、それほど落ち着いてはいない。締め切りは山積みになっているし（たとえば、本書の原稿の締め切りは2週間後に迫っている）、ニュースは今でも不安な知らせを伝えてくる。

表面的なレベルでは、僕の仕事のこの探求を始めた頃と大きくは変わっていない。仕事でも日常でも、浮き沈みのリズムを繰り返している。雪が降っては溶けていくように、忙しい時期が押し寄せては過ぎ去っていき、人生の新しい季節ごとに、大小様々なストレスや新たな出来事、チャンスが巡ってくる。

けれども、こうした人生のリズムの下には、以前と比べて、これ以上ないほど大きな違いがある。今日の僕と、心の平穏を求める旅を始める前の僕とが山の反対側に立っていたとしたら、同じ山を別の角度から見ているだけなのに、まったく別の光景を心に描くだろう。これは、心の平穏を得る前後の違いに似ている。

人生は忙しく、精神的な限界に追い込まれることも多い。心の平穏に投資することで、その状況は変わるかもしれない。だが、もっと大きく変わるのは、状況との関わり方だ。それまでと同じような人生を生きていても、それを穏やかな視点で捉えられるようになるのだ。

本書で紹介した方法を探求し、実践してきた今でも、僕はまだ忙しい。だが不安は大幅に減った。仕事や生活のスタイルを変えたことで、物事にあまり感情的に反応しなくなった。不安を感じても、それは鈍く、短期間で消えていく。たいていそれは、強いストレスを引き起こす一過性の出来事への反応だ。不安から確実に遠ざかり、心の平穏を導くことのできる習慣が身についたし、毎日、計画通りに行動できる精神的な強さも得たと思う。

ストレスの多い時期にも、一歩下がって自分と状況のあいだに距離を置いて、しっかりした足場を築けるようになった。これは常にできることではない。ただし、心の平穏を養うことは、誰にでも培える技術である。僕たちは皆、同じ山を違う角度から眺める術《すべ》を学べるのだ。

本書は、僕が舞台上で不安発作を体験したエピソードから始めた。書き手としては、その締めくくりに相応しい、何か劇的な出来事があってほしいと思ってしまうところだ――心の平穏を求める旅の始まりとなった出来事に匹敵する、エキサイティングなクライマックスを。

しかしこの旅を通じて、僕は自分がそうした劇的な何かを求めていないことに気づいた。

心の平穏は、クライマックスに上り詰めていくことではない。それは緩やかになることであり、人間の本質に戻ることだ。それは、様々な活動の層の下にある、素の心の状態だ。

心の平穏は刺激的なものではない。そして、それこそがまさにポイントなのだ。心の平穏を養うことで、目の前に現れる興奮に対処し、楽しむ心の余裕が生まれる。

心のデフォルトの状態とは、過剰に刺激された状態ではない。それは落ち着いていて、これから起こり得ることへの準備が整った状態だ。心の平穏をデフォルトの状態にしているからこそ、何が起こっても、その強い刺激に対処できるようになる。

心の平穏をもたらす習慣は、ストレスの多い新しい状況に対処するためのスタミナを与えてくれる。慢性ストレスが少なくなると、僕たちは目の前のことに積極的に関わり、問題に対する現実的な解決策を見つけ、1日の大半を良好な精神状態で過ごせるようになる。集中力が研ぎ澄まされ、生産性が上がるので、人生を豊かにするための時間や、穏やかな習慣のための時間を増やせるようになる。

僕は本書を通して、読者自身の心の平穏を求める旅で使えるアイデアや方法、戦略を提示することに最善を尽くしてきた。僕はこれらが、心の余裕や落ち着きを得て、生産性を高めるのに役立つものだと確信している。しかし、その前にもうひとつあなたに考えてほしい質問がある。

「心の平穏を求める道のりが現実にある〝道〟だったとしたら、それはどのようなものだと思いますか？」

まず、間違いなく、この道は都市ではなく、自然の中にある通りだろう。あなたはそこで、心拍数を上げながら、早歩きをしているかもしれない。歩くための体力をつけるため、事前に美味しくて栄養価の高い食事を摂っているかもしれない。太陽の光を浴びながら、ビデオゲームの世界の中ではなく、アナログの世界の中を歩いていく。誰かと一緒に歩いていることもあるだろう。

くつろいだ感覚に包まれながら、歩を進めていく。一歩一歩に感謝しながら、無心で歩き続ける。

この歩みには時間がかかる。しかし、それによって気力や体力、集中力が高まるために、それに費やした時間は無駄にはならない。それ以上の見返りがあるはずだからだ。

心の平穏は、人生を楽しくする源泉である。この泉から、生産性や存在感、洞察力、意図、気づき、心地よさ、ユーモア、受容、創造性、感謝が湧き出てくる。

それは忙しさの下に隠された、人間の自然な存在状態でもある。心の平穏は、僕たちの行動、思考、信念のすべてを支える。心に余裕をなくすこと、長時間働いてばかりいること、超刺激を求めること、必要以上のものを溜め込もうとすること、必要以上に生産的になろうとすること――こうした不要な活動を取り除いたとき、本当の人生、本当の心の状態が現れる。

有意義な目的のある忙しさは、人生の価値を高める。目的もなくただ忙しくしていても、人生の意味は見つけられない。

心の平穏を得ることで人生がどれだけ楽しいものになるかを考えれば、それが追求する価値があるものだということに同意してもらえるはずだ。

世界が混沌とし、多くの不安が渦巻き、限られた時間が吸い取られそうになる中で、心の平穏を得ることは、僕たちが快適に生き、心を落ち着け、生産的であり続けるために自分自身に与えられる、最高の贈り物なのだ。

良い人生の基盤は、まさに心の平穏にある。

本書が、あなたがそれを見つけるのに役立つものになることを心から願っている。

第9章のまとめ

- 心の平穏を得るための方法には、「運動する」「瞑想する」「セイバリングをする」「ストレスの棚卸しをする」「生産性タイムをつくる」「刺激断食をする」「お金や地位以外のものに目を向ける」「アナログ時間を増やす」「心の平穏を求めることへの罪悪感を減らす」「心理療法を活用する」などがあり、様々なものを試して、自分に合ったものを見つけることが大切だ。
- 心の平穏や幸福は、すでに自分の人生にあるものを味わうことから得られる。持っていないものを手に入れることから得られるのではない。
- 良い人生の基盤は、心の平穏にある。

謝辞

僕は毎日、とてつもなく素晴らしく、寛大で、賢い人々と一緒に仕事ができることに感謝している。

妻のアーディン（この3つの特徴をすべて備えている）にまず感謝したい。一緒にアイデアを出し合える最高のパートナーであり、彼女の意見やサポート、フィードバックがなければ、この本は完成しなかった。アーディン、いつまでも僕の最初の読者でいてほしい。心からの愛を。

出版関連では、ペンギン・グループ（米国）、ランダム・ハウス・カナダ、パン・マクミランUKの編集者に心から感謝している。リック、クレイグ、マイク、あなたたちと一緒に仕事ができるのは本当に光栄だ。ご支援とご指導に、そしてアイデアを他人と共有する機会を与えてもらったことに厚く感謝する。

ペンギン、ランダム・ハウス・カナダ、マクミランの各社の皆さんと一緒に仕事ができたことにも感謝している。ペンギンのベン・ペトローネ、カミーユ・ルブラン、サビラ・カーン、リン・バックリー、リディア・ハート、ブライアン・タート、ランダム・ハウス・カナダのスー・クルヴィラとチャリスタ・アンダダリ、パン・マクミランのルーシー・ヘイル、ナターシャ・タレット、ジョシー・ターナー、スチュアート・ウィルソンに心からの感謝を。

スーパースター・エージェント、ルシンダ・ハルパーンにも感謝を。ルシンダ、僕たちが一緒にもう3冊も本をつくったなんて信じられない。今後の展開が楽しみでならない。意図されていたかどうかにかかわらず、あなたと一緒にプロジェクトができるのは最高の贈り物だ。

今回のプロジェクトも、支援やアドバイスをしてくれた人たちの助けなしには成り立たなかった。アマンダ・ペリッチョリ・ルルーは、特に僕の旅行中や長期休暇中にかけがえのないサポートをしてくれた。ヴィクトリア・クラッセンとヒラリー・ダフは、原稿を編集し、意見を述べてくれた。

デザイン面での天才的なサポートをしてくれたアナ・ナティヴヴと、僕の新しいウェブサイトの制作を手伝ってくれたライアン・ウィルフォング、貴重なアドバイスや導きをくれたアン・ボーゲル、キャサリン・チェン、カミーユ・ノエ・パガン、ローラ・ヴァンダーカムにも感謝を。デイビッド、アーニー、マイク・S、マイク・V、ニックとの会話と友情、アイデアの提供にも感謝する。

本書の原注で言及した無数の研究者にも感謝する。僕はあなた方の肩の上に立っている。僕があなた方の仕事を正当に扱い、本書によってより多くの人に役立てられるものにしたことを願っている。

この本をつくるためには、ひとつの村が必要だった。

僕の家族、特に母のコリーンと父のグレン、妹のエミリー、そしてジェイミー、アナベル、イライジャ、スティーブ、ヘリーン、モーガン、デブ、アルフォンソ、サラに感謝する。

最後に、読者の皆さんに心からの感謝を。毎日、僕は世界の誰よりも幸運な人間だと感じている。自分が大きな魅力を感じているテーマについて文章を書けるからだ。皆さんのような方々が僕の本を買ってくれるからこそ、僕はそれを続けられる。本書のアイデアが、あなたの時間と注意に値するものであり、そのアイデアのおかげであなたがさらなる心の平穏を得られるようになることを願っている。

Narrative Review（不安と作業記憶能力:メタ分析とナラティブ・レビュー）」を参考にした方法である。モランはこの分析で、不安がワーキングメモリの能力をどの程度縮小させるかを測定しているが、その結果は標準偏差で測定されている。この数値を簡単な相関尺度に変換するため、標準偏差の尺度を「コーエンのd」(Hedges and Olkin, 1985に基づく)に変換し、元の効果量(Rosenthal、1984を使用)との相関を推定した。その結果、最終的に-16.47%という結果が得られた。この解釈が正しいかどうかを確認するためにモランに連絡したところ、彼も同じ結果を得た。不安が私たちのワーキングメモリ能力にどのような影響を与えるかについて、どれだけ相反する研究があるかを伝えることは難しい。このことは、モランの論文の関連性や重要性を高めるものになっている。これは、不安がワーキングメモリ能力にどの程度影響するかを分析する上で、僕が見つけた最高のリソースであった。

158 Moran, Tim, interview by Chris Bailey, June 10, 2021.

159 Eysenck, Michael W., et al. "Anxiety and Cognitive Performance: Attentional Control Theory." *Emotion* 7, no. 2 (May 2007): 336-53. https://www.doi.org/10.1037/1528-3542.7.2.336.

160 Chai, Wen Jia, Aini Ismafairus Abd Hamid, and Jafri Malin Abdullah. "Working Memory from the Psychological and Neurosciences Perspectives: A Review." *Frontiers in Psychology* 9 (March 2018): 401. https://www.doi.org/10.3389/fpsyg.2018.00401; and Lukasik, Karolina M., et al. "The Relationship of Anxiety and Stress with Working Memory Performance in a Large Non-depressed Sample." *Frontiers in Psychology* 10 (January 2019): 4. https://www.doi.org/10.3389/fpsyg.2019.00004.

161 Azarian, Bobby. "How Anxiety Warps Your Perception." BBC, September 29, 2016. https://www.bbc.com/future/article/20160928-how-anxiety-warps-your-perception.

162 Baddeley, A. D. "A Zeigarnik-like Effect in the Recall of Anagram Solutions." *Quarterly Journal of Experimental Psychology* 15, no. 1 (March 1963): 63-64. https://www.doi.org/10.1080/17470216308416553.

第9章｜すでにあるものを味わう

163 Black, Nicola, et al. "Cannabinoids for the Treatment of Mental Disorders and Symptoms of Mental Disorders: A Systematic Review and Meta-analysis." *The Lancet: Psychiatry* 6, no. 12 (December 2019): 995-1010. https://www.doi.org/10.1016/S2215-0366(19)30401-8.

164 Black et al. "Cannabinoids for the Treatment of Mental Disorders and Symptoms of Mental Disorders."

165 "Coronavirus Declared Global Health Emergency by WHO." BBC News, January 31, 2020. https://www.bbc.com/news/world-51318246.

140 "Alcohol Facts and Statistics."

141 Stiehl, Christina. "Hangover Anxiety: Why You Get 'Hangxiety' after a Night of Drinking." *Self,* January 1, 2021. https://www.self.com/story/hangover-anxiety.

142 Banerjee, Niladri. "Neurotransmitters in Alcoholism: A Review of Neurobiological and Genetic Studies." *Indian Journal of Human Genetics* 20, no. 1 (2014): 20-31. https://www.doi.org/10.4103/0971-6866.132750.

143 Banerjee. "Neurotransmitters in Alcoholism."

144 Banerjee. "Neurotransmitters in Alcoholism."

145 Banerjee. "Neurotransmitters in Alcoholism."

146 Franklin, Carl, Jason Fung, and Megan Ramos. "Stress and Weight Gain," December 13, 2017. The Obesity Code Podcast. 48:05. https://podcasts.apple.com/us/podcast/stress-and-weight-gain/id1578520037? i =1000530185283.

147 Timonen, M., et al. "Depressive Symptoms and Insulin Resistance in Young Adult Males: Results from the Northern Finland 1966 Birth Cohort." *Molecular Psychiatry* 11, no. 10 (October 2006): 929-33. https://www.doi.org/10.1038/sj.mp.4001838.

148 Dallman, Mary F. "Stress-Induced Obesity and the Emotional Nervous System." *Trends in Endocrinology & Metabolism* 21, no. 3 (March 2010): 159-65. https://www.doi.org/10.1016/j.tem.2009.10.004.

149 Kershaw, Erin E., and Jeffrey S. Flier. "Adipose Tissue as an Endocrine Organ." *Journal of Clinical Endocrinology & Metabolism* 89, no. 6 (June 2004): 2548-56. https://www.doi.org/10.1210/jc.2004-0395.

150 Dallman. "Stress-Induced Obesity."

151 Berridge, Kent C., and Terry E. Robinson. "What Is the Role of Dopamine in Reward: Hedonic Impact, Reward Learning, or Incentive Salience?" *Brain Research Reviews* 28, no. 3 (December 1998): 309-69. https://www.doi.org/10.1016/s0165-0173(98)00019-8.

152 Emmons, Henry. *The Chemistry of Calm: A Powerful, Drug-Free Plan to Quiet Your Fears and Overcome Your Anxiety.* New York: Touchstone, 2011.

第8章｜「心の平穏」に投資する

153 Dwyer, Karen Kangas, and Marlina M. Davidson. "Is Public Speaking Really More Feared Than Death?" *Communication Research Reports* 29, no. 2 (2012): 99-107. https://www.doi.org/10.1080/08824096.2012.667772.

154 Cowan, Nelson. "Working Memory Underpins Cognitive Development, Learning, and Education." *Educational Psychology Review* 26, no. 2 (June 2014): 197-223. https://www.doi.org/10.1007/s10648-013-9246-y.

155 Moran, Tim P. "Anxiety and Working Memory Capacity: A Meta-analysis and Narrative Review." *Psychological Bulletin* 142, no. 8 (August 2016): 831-64. https://www.doi.org/10.1037/bul0000051.

156 Moran. "Anxiety and Working Memory Capacity."

157 これは、僕がモランの論文「Anxiety and Working Memory Capacity: A Meta-analysis and

public-health-psychologist-1.4249637.

127 Ducharme, Jamie. "Why Spending Time with Friends Is One of the Best Things You Can Do for Your Health." *Time,* June 25, 2019. https://time.com/5609508/social-support-health-Benefits.

128 Holt-Lunstad, Julianne, et al. "Loneliness and Social Isolation as Risk Factors for Mortality: A Meta-analytic Review." *Perspectives on Psychological Science* 10, no. 2 (March 2015): 227-37. https://www.doi.org/10.1177/1745691614568352.

129 Zaki, Jamil. "'Self-Care' Isn't the Fix for Late-Pandemic Malaise." *The Atlantic,* October 21, 2021. https://www.theatlantic.com/ideas/archive/2021/10/other-care-self-care/620441.

130 Harte, Jane L., Georg H. Eifert, and Roger Smith. "The Effects of Running and Meditation on Beta-Endorphin, Corticotropin-Releasing Hormone and Cortisol in Plasma, and on Mood." *Biological Psychology* 40, no. 3 (June 1995): 251-65. https://www.doi.org/10.1016/0301-0511(95)05118-t.

131 Howland, Robert H. "Vagus Nerve Stimulation." *Current Behavioral Neuroscience Reports* 1, no. 2 (June 2014): 64-73. https://www.doi.org/10.1007/s40473-014-0010-5; Baenninger, Ronald. "On Yawning and Its Functions." *Psychonomic Bulletin & Review* 4, no. 2 (June 1997): 198-207. https://www.doi.org/10.3758/BF03209394; Wile, Alfred L., Brandon K. Doan, Michael D. Brothers, and Michael F. Zupan, "Effects of Sports Vision Training on Visual Skill Performance: 2189 Board #160 May 30 9:00 AM-10:30 AM." *Medicine & Science in Sports & Exercise* 40, no. 5 (May 2008): S399. https://www.doi.org/10.1249/01.mss.0000322701.18207.3b.

132 Vgontzas, Alexandros N., et al. "Chronic Insomnia Is Associated with Nyctohemeral Activation of the Hypothalamic-Pituitary-Adrenal Axis: Clinical Implications." J*ournal of Clinical Endocrinology & Metabolism* 86, no. 8 (August 2001): 3787-94. https://www.doi.org/10.1210/jcem.86.8.7778.

133 Garrett, Bridgette E., and Roland R. Griffiths. "The Role of Dopamine in the Behavioral Effects of Caffeine in Animals and Humans." *Pharmacology, Biochemistry, and Behavior* 57, no. 3 (July 1997): 533-41. https://www.doi.org/10.1016/s0091-3057(96)00435-2.

134 Lovallo, William R., et al. "Caffeine Stimulation of Cortisol Secretion across the Waking Hours in Relation to Caffeine Intake Levels." *Psychosomatic Medicine* 67, no. 5 (September 2005): 734-39. https://www.doi .org/10.1097/01.psy.0000181270.20036.06; Lane, J. D., et al. "Caffeine Effects on Cardiovascular and Neuroendocrine Responses to Acute Psychosocial Stress and Their Relationship to Level of Habitual Caffeine Consumption." *Psychosomatic Medicine* 52, no. 3 (May 1990): 320-36. https://www.doi.org/10.1097/00006842-199005000-00006.

135 Hughes, R.N. "Drugs Which Induce Anxiety: Caffeine." *New Zealand Journal of Psychology* 25, no.1 (June 1996): 36-42.

136 "Caffeine Chart." Center for Science in the Public Interest. Accessed July 28, 2021. https://cspinet.org/eating-healthy/ingredients-of-concern/Caffeine-chart.

137 Mehta, Foram. "What You Should Know about L-Theanine." *Healthline,* January 20, 2021. https://www.healthline.com/health/l-theanine.

138 "Alcohol Facts and Statistics." National Institute on Alcohol Abuse and Alcoholism. Accessed March 4, 2022. https://www.niaaa.nih.gov/publications/brochures-and-fact-sheets/alcohol-facts-and-statistics.

139 "Alcohol Facts and Statistics."

109 Smith and Bryant. "Savoring and Well-Being."

110 Kane, Colleen. "Homes of Billionaires: Warren Buffett." CNBC, July 26, 2012. https://www.cnbc.com/2012/07/26/Homes-of-Billionaires:-Warren-Buffett.html; Gates, Bill, and Melinda Gates. "Warren Buffett's Best Investment." GatesNotes (blog), February 14, 2017. https://www.gatesnotes.com/2017-Annual-Letter.

111 Blakemore, Sarah-Jayne. "The Social Brain in Adolescence." *Nature Reviews Neuroscience* 9, no. 4 (April 2008): 267-77. https://www.doi.org/10.1038/nrn2353.

112 Robson, David. "A Brief History of the Brain." *New Scientist,* September 21, 2011. https://www.newscientist.com/article/mg21128311-800-a-brief-history-of-the-brain.

113 Lieberman, Daniel E. *The Story of the Human Body: Evolution, Health, and Disease.* New York: Vintage Books, 2014.

第7章｜アナログ生活が意義を生む

114 "COVID-19: Screen Time Spikes to over 13 Hours per Day According to Eyesafe Nielsen Estimates." Eyesafe, March 28, 2020. https://eyesafe.com/covid-19-screen-time-spike-to-over-13-hours-per-day.

115 "COVID-19: Screen Time Spikes to over 13 Hours per Day According to Eyesafe Nielsen Estimates." Eyesafe.

116 Bailey, Chris. *Hyperfocus: How to Be More Productive in a World of Distraction.* New York: Viking, 2018.

117 Lieberman, Daniel E. *The Story of the Human Body: Evolution, Health, and Disease.* New York: Vintage Books, 2014.

118 Althoff, Tim, et al. "Large-Scale Physical Activity Data Reveal Worldwide Activity Inequality." *Nature* 547, no. 7663 (July 20, 2017): 336-39. https://www.doi.org/10.1038/nature23018.

119 Tudor-Locke, Catrine, and David R. Bassett Jr. "How Many Steps/Day Are Enough?: Preliminary Pedometer Indices for Public Health." *Sports Medicine* 34, no. 1 (January 2004): 1-8. https://www.doi.org/10.2165/00007256-200434010-00001.

120 Laskowski, Edward R. "How Much Should the Average Adult Exercise Every Day?" Mayo Clinic, April 27, 2019. https://www.mayo clinic.org/healthy-lifestyle/ytness/expert-answers/exercise/faq-20057916.

121 McGonigal, Kelly. *The Joy of Movement: How Exercise Helps Us Find Happiness, Hope, Connection, and Courage.* New York: Avery, 2021.（邦題『スタンフォード式人生を変える運動の科学』、ケリー・マクゴニガル著、神崎朗子訳、大和書房）。

122 Bailey, Chris. "Want to Become Happier? Get Moving!" *A Life of Productivity,* June 16, 2020. https://alifeofproductivity.com/want-to-become-happier-get-moving.

123 Bailey. "Want to Become Happier?"

124 Bailey. "Want to Become Happier?"

125 Bailey. "Want to Become Happier?"

126 Birak, Christine, and Marcy Cuttler. "Why Loneliness Can Be as Unhealthy as Smoking 15 Cigarettes a Day." CBC News, August 17, 2017. https://www.cbc.ca/news/health/loneliness-

and Learning." *Nature Neuroscience* 16, no. 7 (July 2013): 966-73. https://www.doi.org/10.1038/nn.3413.

95 Robinson, Brent M., and Lorin J. Elias. "Novel Stimuli Are Negative Stimuli: Evidence That Negative Affect Is Reduced in the Mere Exposure Effect." *Perceptual and Motor Skills* 100, no. 2 (April 2005): 365-72. https://www.doi.org/10.2466/pms.100.2.365-372.

96 Robinson and Elias. "Novel Stimuli Are Negative Stimuli."

97 Fiorillo, Christopher D., Philippe N. Tobler, and Wolfram Schultz. "Discrete Coding of Reward Probability and Uncertainty by Dopamine Neurons." *Science* 299, no. 5614 (2003): 1898-1902. https://www.doi.org/10.1126/science.1077349.

98 Clear, James. *Atomic Habits: An Easy & Proven Way to Build Good Habits & Break Bad Ones.* New York: Avery, 2018.（邦題『複利で伸びる1つの習慣』、ジェームズ・クリアー著、牛原眞弓訳、パンローリング）。

99 Moccia, Lorenzo, Marianna Mazza, Marco Di Nicola, and Luigi Janiri. "The Experience of Pleasure: A Perspective between Neuroscience and Psychoanalysis." *Frontiers in Human Neuroscience* 12 (September 2018): 359. https://doi.org/10.3389/fnhum.2018.00359.

100 García, Héctor, and Francesc Miralles. *Ikigai: The Japanese Secret to a Long and Happy Life.* New York: Penguin Books, 2017.

第6章｜ストレスを減らせる刺激断食

101 Breuning, Loretta Graziano. *Habits of a Happy Brain: Retrain Your Brain to Boost Your Serotonin, Dopamine, Oxytocin, & Endorphin Levels.* Avon, MA: Adams Media, 2016.

102 Emmons, Henry. *The Chemistry of Calm: A Powerful, Drug-Free Plan to Quiet Your Fears and Overcome Your Anxiety.* New York: Touchstone, 2011.

103 Killingsworth, Matthew A., and Daniel T. Gilbert. "A Wandering Mind Is an Unhappy Mind." *Science* 330, no. 6006 (November 12, 2010): 932. https://www.doi.org/10.1126/science.1192439.

104 Lieberman, Daniel Z., and Michael E. Long. *The Molecule of More: How a Single Chemical in Your Brain Drives Love, Sex, and Creativity– and Will Determine the Fate of the Human Race.* Dallas: BenBella Books, 2019.（邦題『もっと！：愛と創造、支配と進歩をもたらすドーパミンの最新脳科学』、ダニエル・Z・リーバーマン、マイケル・E・ロング著、梅田智世訳、インターシフト）

105 Soroka, Stuart, and Stephen McAdams. "News, Politics, and Negativity." *Political Communication* 32, no. 1 (2015): 1-22. https://www.doi.org/10.1080/10584609.2014.881942.

106 Erison, Elif. "*Negativity in Democratic Politics.* By Stuart N. Soroka. (Cambridge University Press, 2014)" (review). *Journal of Politics* 77, no. 2 (April 2015): e9-10. https://www.doi.org/10.1086/680144.

107 Mrug, Sylvie, Anjana Madan, Edwin W. Cook III, and Rex A. Wright. "Emotional and Physiological Desensitization to Real-Life and Movie Violence." *Journal of Youth and Adolescence* 44, no. 5 (May 2015): 1092-108. https://doi.org/10.1007/s10964-014-0202-z.

108 Smith, Jennifer L., and Fred B. Bryant. "Savoring and Well-Being: Mapping the Cognitive-Emotional Terrain of the Happy Mind." *In The Happy Mind: Cognitive Contributions to Well-Being*, 139-56. Cham, Switzerland: Springer International, 2017.

83 How Long Will Google's Magic Last?" *The Economist,* December 2, 2010. https://www.economist.com/business/2010/12/02/how-long-will-googles-magic-last.

84 "Facebook's Annual Revenue from 2009 to 2020, by Segment." Statista. January 2021. Accessed March 4, 2022. https://www.statista .com/statistics/267031/facebooks-annual-revenue-by-segment/.

85 Perrin, Nicole. "Facebook-Google Duopoly Won't Crack This Year." eMarketer. Insider Intelligence. November 4, 2019. https://www.emarketer.com/content/facebook-google-duopoly-won-t-crack-this-year.

86 Bryan, Chloe. "Instagram Lets You See What It Thinks You Like, and the Results Are Bizarre." Mashable. June 5, 2019. https://mashable.com/article/instagram-ads-twitter-game.

87 Brooks, Mike. "The Seductive Pull of Screens That You Might Not Know About." *Psychology Today.* October 17, 2018. https://www.psychologytoday.com/ca/blog/tech-happy-life/201810/the-seductive-pull-screens-you-might-not-know-about.

88 Lieberman, Dan, interview by Chris Bailey, January 8, 2021.

89 Caligiore, Daniele, et al. "Dysfunctions of the Basal Ganglia-Cerebellar-Thalamo-Cortical System Produce Motor Tics in Tourette Syndrome." *PLOS Computational Biology* 13, no. 3 (March 30, 2017). https://www.doi.org/10.1371/journal.pcbi.1005395; Davis, K. L., et al. "Dopamine in Schizophrenia: A Review and Reconceptualization." *American Journal of Psychiatry* 148, no. 11 (November 1991): 1474-86. https://www.doi.org/10.1176/ajp .148.11.1474; Gold, Mark S., et al. "Low Dopamine Function in Attention Deficit/Hyperactivity Disorder: Should Genotyping Signify Early Diagnosis in Children?" *Postgraduate Medicine* 126, no. 1 (2014): 153-77. https://www.doi.org/10.3810/pgm .2014.01.2735; Ashok, A. H., et al. "The Dopamine Hypothesis of Bipolar Affective Disorder: The State of the Art and Implications for Treatment." *Molecular Psychiatry* 22, no. 5 (May 2017): 666-79. https://www.doi.org/10.1038/mp.2017.16; Walton, E., et al. "Exploration of Shared Genetic Architecture between Subcortical Brain Volumes and Anorexia Nervosa." *Molecular Neurobiology* 56, no. 7 (July 2019): 5146-56. https://www.doi.org/10.1007/s12035-018-1439-4; Xu, Tian, et al. "Ultrasonic Stimulation of the Brain to Enhance the Release of Dopamine – A Potential Novel Treatment for Parkinson's Disease." "4th Meeting of the Asia-Oceania Sonochemical Society (AOSS 2019)." Ed. Jun-Jie Zhu and Xiaoge Wu. Special issue, *Ultrasonics Sonochemistry* 63 (May 2020): 104955. https://www.doi .org/10.1016/j.ultsonch.2019.104955; and Tost, Heike, Tajvar Alam, and Andreas Meyer-Lindenberg. "Dopamine and Psychosis: Theory, Pathomechanisms and Intermediate Phenotypes." *Neuroscience and Biobehavioral Reviews* 34, no. 5 (April 2010): 689-700. https://www.doi.org/10.1016/j.neubiorev.2009.06.005.

90 Wilson, Gary. *Your Brain on Porn: Internet Pornography and the Emerging Science of Addiction.* Margate, UK: Common-wealth, 2015.（邦題『インターネットポルノ中毒：やめられない脳と中毒の科学』、ゲイリー・ウィルソン著、山形浩生訳、DU BOOKS』)。

91 Wilson. *Your Brain on Porn.* 同上。

92 Zillmann, Dolf, and Jennings Bryant. "Pornography's Impact on Sexual Satisfaction." *Journal of Applied Social Psychology* 18, no. 5 (April 1988): 438-53. https://www.doi.org/10.1111/j.1559-1816.1988 .tb00027.x

93 Wilson. *Your Brain on Porn.* 同上。

94 Steinberg, Elizabeth E., et al. "A Causal Link between Prediction Errors, Dopamine Neurons

https://www.doi .org/10.1002/wps.20311.

66 Bryant, Fred B., and Joseph Veroff. *Savoring: A New Model of Positive Experience*. London: Psychology Press, 2017.

67 Quoidbach et al. "Money Giveth, Money Taketh Away."

68 Joel, Billy. "Vienna." Accessed July 1, 2020. https://billyjoel.com/song/vienna-2.

69 Gable, Shelly L., and Jonathan Haidt. "What (and Why) Is Positive Psychology?" *Review of General Psychology* 9, no. 2 (June 2005): 103-10. https://www.doi.org/10.1037/1089-2680.9.2.103.

70 Bryant and Veroff. *Savoring.*

71 Hou, Wai Kai, et.al. "Psychological Detachment and Savoring in Adaptation to Cancer Caregiving." *Psycho-Oncology* 25, no. 7 (July 2016): 839-47. https://www.doi.org/10.1002/pon.4019.

72 Hurley, Daniel B., and Paul Kwon. "Results of a Study to Increase Savoring the Moment: Differential Impact on Positive and Negative Outcomes." *Journal of Happiness Studies* 13, no. 4 (August 2012): 579-88. https://www.doi.org/10.1007/s10902-011-9280-8; and Smith, Jennifer L., and Fred B. Bryant. "The Benefits of Savoring Life: Savoring as a Moderator of the Relationship between Health and Life Satisfaction in Older Adults." *International Journal of Aging and Human Development* 84, no. 1 (December 2016): 3-23. https://www.doi.org/10.1177/0091415016669146.

73 Fritz, Charlotte, and Morgan R. Taylor. "Taking in the Good: How to Facilitate Savoring in Work Organizations." *Business Horizons* 65, no. 2 (March-April 2022): 139-48. https://www.doi.org/10.1016/j .bushor.2021.02.035.

74 Bryant and Veroff. *Savoring.*

75 Fritz and Taylor. "Taking in the Good."

76 Bryant and Veroff. *Savoring.*

77 Bryant and Veroff. *Savoring.*

78 Chun, HaeEun Helen, Kristin Diehl, and Deborah J. MacInnis. "Savoring an Upcoming Experience Affects Ongoing and Remembered Consumption Enjoyment." *Journal of Marketing* 81, no. 3 (May 2017): 96-110. https://www.doi.org/10.1509/jm.15.0267.

第5章｜日々の刺激高度を俯瞰する

79 "YouTube: Hours of Video Uploaded Every Minute 2019." Statista. May 2019. https://www.statista.com/statistics/259477/hours-of-video-uploaded-to-youtube-every-minute.

80 "The Top 500 Sites on the Web." Alexa. Accessed July 29, 2021. https://www.alexa.com/topsites.

81 "YouTube for Press." YouTube. Accessed July 29, 2021. https://www.youtube.com/intl/en-GB/about/press.

82 Most Popular Social Networks Worldwide as of April 2021, Ranked by Number of Active Users." Statista. April 2021. https://www.statista.com/statistics/272014/global-social-networks-ranked-by-number-of-users.

Emotional Well-Being." *Proceedings of the National Academy of Sciences of the United States of America* 107, no. 38 (September 21, 2010): 16489-93. https://www.doi.org/10.1073/pnas.1011492107.

50 Robin, Vicki, and Joe Dominguez. *Your Money or Your Life: 9 Steps to Transforming Your Relationship with Money and Achieving Financial Independence: Revised and Updated for the 21st Century.* 2nd ed. New York: Penguin, 2008.（邦題『お金か人生か——給料がなくても豊かになれる9ステップ』ヴィッキー・ロビン、ジョー・ドミンゲス著、岩本 正明訳、ダイヤモンド社）

51 Bryant, Fred B., and Joseph Vero. *Savoring: A New Model of Positive Experience.* Mahwah, NJ: Lawrence Erlbaum Associates, 2007.

52 Quoidbach, Jordi, et al. "Money Giveth, Money Taketh Away: The Dual Effect of Wealth on Happiness." *Psychological Science* 21, no. 6 (June 2010): 759-63. https://www.doi.org/10.1177/0956797610371963.

53 Festinger, Leon. "A Theory of Social Comparison Processes." *Human Relations; Studies towards the Integration of the Social Sciences 7,* no. 2 (May 1954): 117-40. https://www.doi.org/10.1177/001872675400700202.

54 Godin, Seth. *The Practice: Shipping Creative Work.* New York: Portfolio, 2020.

55 Tunstall, Elizabeth Dori. "How Maya Angelou Made Me Feel." *The Conversation,* May 29, 2014. http://theconversation.com/how-maya-angelou-made-me-feel-27328.

56 Hamilton, Jon. "Human Brains Have Evolved Unique 'Feel-Good' Circuits." Stanford University, November 30, 2017. https://neuroscience.stanford.edu/news/human-brains-have-evolved-unique-feel-good-circuits.

57 Moccia, Lorenzo, et al. "The Experience of Pleasure: A Perspective between Neuroscience and Psychoanalysis." *Frontiers in Human Neuroscience* 12 (September 4, 2018): 359. https://www.doi.org/10.3389/fnhum.2018.00359.

58 Moccia et al. "The Experience of Pleasure."

59 Lieberman, Daniel Z., and Michael E. Long. *The Molecule of More: How a Single Chemical in Your Brain Drives Love, Sex, and Creativity – and Will Determine the Fate of the Human Race.* Dallas: BenBella Books, 2019.（邦題『もっと！：愛と創造、支配と進歩をもたらすドーパミンの最新脳科学』、ダニエル・Z・リーバーマン、マイケル・E・ロング著、梅田智世訳、インターシフト）

60 Judge, Timothy A., and John D. Kammeyer-Mueller. "On the Value of Aiming High: The Causes and Consequences of Ambition." *Journal of Applied Psychology* 97, no. 4 (July 2012): 758-75. https://www.doi.org/10.1037/a0028084.

61 Krekels, Goedele, and Mario Pandelaere. "Dispositional Greed." *Personality and Individual Differences* 74 (February 2015): 225-30. https://www.doi.org/10.1016/j.paid.2014.10.036.

62 Lieberman and Long. *The Molecule of More.*

63 Breuning, Loretta Graziano. *Habits of a Happy Brain: Retrain Your Brain to Boost Your Serotonin, Dopamine, Oxytocin, & Endorphin Levels.* Avon, MA: Adams Media, 2016.

64 Lieberman and Long. *The Molecule of More.*

65 Maslach, Christina, and Michael P. Leiter. "Understanding the Burnout Experience: Recent Research and Its Implications for Psychiatry." *World Psychiatry* 15, no. 2 (June 2016): 103-11.

29 Maslach, interview.

30 "Depression: What Is Burnout?" *Institute for Quality and Efficiency in Health Care.* June 18, 2020. https://www.ncbi.nlm.nih.gov/books/NBK279286.

31 Zimbardo, Philip. *The Lucifer Effect: Understanding How Good People Turn Evil.* New York: Random House, 2008.（邦題『ルシファー・エフェクト：ふつうの人が悪魔に変わるとき』、フィリップ・ジンバルドー 著、鬼澤忍、中山宥訳、海と月社』）

32 Zimbardo, Philip G., Christina Maslach, and Craig Haney. "Reflections on the Stanford Prison Experiment: Genesis, Transformations, Consequences." In *Obedience to Authority: Current Perspectives on the Milgram Paradigm,* ed. Thomas Blass, 207-52. New York: Psychology Press, 1999.

33 Salvagioni, Denise Albieri Jodas, et al. "Physical, Psychological and Occupational Consequences of Job Burnout: A Systematic Review of Prospective Studies." *PLOS One* 12, no. 10 (October 4, 2017): e0185781. https://www.doi.org/10.1371/journal.pone.0185781.

34 Leiter, Michael P., and Christina Maslach. "Six Areas of Worklife: A Model of the Organizational Context of Burnout." *Journal of Health and Human Services Administration* 21, no. 4 (Spring 1999): 472-89. https://www.jstor.org/stable/25780925.

35 Leiter and Maslach. "Six Areas of Worklife."

36 Csikszentmihalyi, Mihaly. *Flow: The Psychology of Optimal Experience. New York*: Harper Perennial, 1991.

37 Leiter and Maslach. "Six Areas of Worklife."

38 Maslach, Christina, and Cristina G. Banks. "Psychological Connections with Work." *In The Routledge Companion to Wellbeing at Work,* ed. Cary L. Cooper and Michael P. Leiter, 37-54. New York: Routledge, 2017.

39 Maslach. "Finding Solutions to the Problem of Burnout."

40 Leiter and Maslach. "Six Areas of Worklife."

41 Achor, Shawn. *Big Potential: How Transforming the Pursuit of Success Raises Our Achievement, Happiness, and Well-Being.* New York: Currency, 2018.

42 Leiter and Maslach. "Six Areas of Worklife."

43 Maslach. "Finding Solutions to the Problem of Burnout"; and Maslach and Banks. "Psychological Connections with Work."

44 Leiter and Maslach. "Six Areas of Worklife."

45 Maslach and Banks. "Psychological Connections with Work."

46 Leiter and Maslach. "Six Areas of Worklife."

47 Maslach. "Finding Solutions to the Problem of Burnout."

48 Leiter and Maslach. "Six Areas of Worklife."

第4章｜「もっと」を追い求める弊害

49 Kahneman, Daniel, and Angus Deaton. "High Income Improves Evaluation of Life but Not

14 Thompson, Rebecca R., et al. "Media Exposure to Mass Violence Events Can Fuel a Cycle of Distress." *Science Advances* 5, no. 4 (April 17, 2019). https://www.doi.org/10.1126/sciadv.aav3502.

第3章｜燃え尽き症候群を解き明かす

15 "Burn-Out an 'Occupational Phenomenon': International Classification of Diseases." World Health Organization. May 28, 2019. https://www.who.int/news/item/28-05-2019-burn-out-an-occupational-phenomenon-international-classification-of-diseases.

16 Segerstrom, Suzanne C., and Gregory E. Miller. "Psychological Stress and the Human Immune System: A Meta-analytic Study of 30 Years of Inquiry." *Psychological Bulletin* 130, no. 4 (July 2004): 601-30. https://www.doi.org/10.1037/0033-2909.130.4.601.

17 Michel, Alexandra. "Burnout and the Brain." *Observer* 29, no. 2 (February 2016). https://www.psychologicalscience.org/observer/burnout-and-the-brain.

18 Oosterholt, Bart G., et al. "Burnout and Cortisol: Evidence for a Lower Cortisol Awakening Response in both Clinical and Non-clinical Burnout." *Journal of Psychosomatic Research* 78, no. 5 (May 2015): 445-51. https://www.doi.org/10.1016/j.jpsychores.2014.11.003.

19 Bush, Bradley, and Tori Hudson. "The Role of Cortisol in Sleep." *Natural Medicine Journal* 2, no. 6 (2010). https://www.naturalmedicinejournal.com/journal/2010-06/role-cortisol-sleep.

20 Leiter, Michael P., and Christina Maslach. "Latent Burn-out Profiles: A New Approach to Understanding the Burnout Experience." *Burnout Research* 3, no.4(December 2016): 89-100. https://www.doi.org/10.1016/j.burn.2016.09.001.

21 Maske, Ulrike E., et al. "Prevalence and Comorbidity of Self-Reported Diagnosis of Burnout Syndrome in the General Population." *Psychiatrische Praxis* 43, no. 1 (2016): 18-24. https://doi.org/10.1055/s-0034-1387201; and Koutsimani, Panagiota, Anthony Montgomery, and Katerina Georganta. "The Relationship between Burnout, Depression, and Anxiety: A Systematic Review and Meta-Analysis." *Frontiers in Psychology* 10 (March 13, 2019): 284. https://www.doi.org/10.3389/fpsyg.2019.00284.

22 Maske et al. "Prevalence and Comorbidity of Self-Reported Diagnosis of Burnout Syndrome in the General Population."

23 Bakusic, Jelena, et al. "Stress, Burn-out and Depression: A Systematic Review on DNA Methylation Mechanisms." *Journal of Psychosomatic Research* 92 (January 2017): 34-44. https://www.doi.org/10.1016/j.jpsychores.2016.11.005.

24 Leiter and Maslach. "Latent Burnout Profiles."

25 Maslach, Christina, interview by Chris Bailey, December 14, 2020.

26 Maslach, Christina. "Finding Solutions to the Problem of Burnout." *Consulting Psychology Journal* 69, no. 2 (June 2017): 143-52. https://www.doi.org/10.1037/cpb0000090.

27 Maslach, interview.

28 Eschner, Kat. "The Story of the Real Canary in the Coal Mine." *Smithsonian Magazine*, December 30, 2016. https://www.smithsonianmag.com/smart-news/story-real-canary-coal-mine-180961570.

原注

第2章 | 「生産性」とストレスの取引

1 Dillard, Annie. *The Writing Life*. New York: Harper-Perennial, 1990.

2 Noell, Edd. *Economic Growth: Unleashing the Potential of Human Flourishing*. Washington, DC: AEI Press, 2013.

3 Rosling, Hans, Ola Rosling, and Anna Rosling Rönnlund. *Factfulness*: *Ten Reasons We're Wrong about the World—and Why Things Are Better Than You Think*. London: Hodder & Stoughton, 2019.（邦題『ファクトフルネス』、ハンス・ロスリング、オーラ・ロスリング、アンナ・ロスリング・ロンランド著、上杉周作、関美和訳、日経BP）

4 Rosling, Rosling, and Rönnlund. *Factfulness*. 同上。

5 *Cambridge Dictionary*, s.v. "Calm." Accessed March 1, 2022. https://dictionary.cambridge.org/us/dictionary/english/calm; and Merriam-Webster, s.v. "Calm." Accessed March 1, 2022. https://www.merriam-webster.com/dictionary/calm.

6 de Lemos, Jane, Martin Tweeddale, and Dean Chittock. "Measuring Quality of Sedation in Adult Mechanically Ventilated Critically Ill Patients." *Journal of Clinical Epidemiology* 53, no. 9 (September 2000): 908-19. https://www.doi.org/10.1016/s0895-4356(00)00208-0.

7 Posner, Jonathan, James A. Russell, and Bradley S. Peterson. "The Circumplex Model of Affect: An Integrative Approach to Active Neuroscience, Cognitive Development, and Psychopathology." *Development and Psychopathology* 17, no. 3 (September 2005): 715-34. https://www.doi.org/10.1017/S0954579405050340.

8 Siddaway, Andy P., Peter J. Taylor, and Alex M. Wood. "Reconceptualizing Anxiety as a Continuum That Ranges from High Calmness to High Anxiety: The Joint Importance of Reducing Distress and Increasing Well-Being." *Journal of Personality and Social Psychology* 114, no. 2 (February 2018): e1-11. https://www.doi.org/10.1037/pspp0000128.

9 Nock, Matthew K., Michelle M. Wedig, Elizabeth B. Holmberg, and Jill M. Hooley. "The Emotion Reactivity Scale: Development, Evaluation, and Relation to Self-Injurious Thoughts and Behaviors." *Behavior Therapy* 39, no. 2 (June 2008): 107-16. https://www.doi.org/10.1016/j.beth .2007.05.005.

10 Dunn, Rob. "What Are You So Scared of? Saber-Toothed Cats, Snakes, and Carnivorous Kangaroos." *Slate*. October 15, 2012. https://slate.com/technology/2012/10/evolution-of-anxiety-humans-were-prey-for-predators-such-as-hyenas-snakes-sharks-kangaroos.html.

11 McGonigal, Kelly. *The Upside of Stress: Why Stress Is Good for You, and How to Get Good at It*. New York: Avery, 2015.（邦題『スタンフォードのストレスを力に変える教科書』、ケリー・マクゴニガル著、神崎朗子訳、大和書房）

12 Paul, Kari. "Facebook Whistle-blower Hearing: Frances Haugen Testifies in Washington－as It Happened." *The Guardian*. October 5, 2021. https://www.theguardian.com/technology/live/2021/oct/05/facebook-hearing-whistleblower-frances-haugen-testiyes-us-senate-latest-news.

13 Holman, E. Alison, Dana Rose Garyn, and Roxane Cohen Silver. "Media's Role in Broadcasting Acute Stress following the Boston Marathon Bombings." *Proceedings of the National Academy of Sciences of the United States of America* 111, no. 1 (January 7, 2014): 93-98. https://www.doi.org/10.1073/pnas.1316265110.